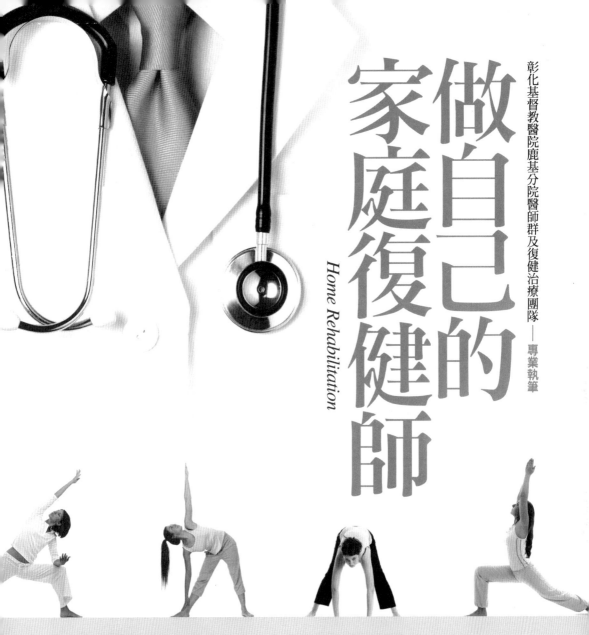

做自己的家庭復健師

彰化基督教醫院鹿基分院醫師群及復健治療團隊 — 專業執筆

Home Rehabilitation

疾病的初段預防—
健康大促進

國內第一本含括復健醫學、婦產科、營養學、耳鼻喉科的聽力、語言治療、骨科、精神科、免疫風濕科及家庭醫學科等專業問題的復健指導手冊！
適合銀髮族、上班族、新手媽咪、考生等各族群居家保健示範。

最簡單的方法，最專業的保養—
省去往返醫院的時間，擺脫艱難的醫學專業形象，深入社區與家庭的超簡單居家復健法。

不管是老者、成人還是小孩；不管是跌倒、腰痠、運動傷害、骨質疏鬆……，
都可以在這裡找到最適當的復健與預防方法。

親子互動、居家生活必備7大預防保健操—
日安操、元氣操、字母操、毛巾操、動物操、舒眠操、情人操。

遠離危險行為，力行保健之道 [推薦序1]

　　怎麼樣讓自己更健康？是一個很重要的預防醫學課題，也是社會大眾追尋的目標。影響健康的四大危險行為—抽菸、喝酒、不健康的飲食及缺乏運動，都會增加罹患癌症、呼吸道疾病、心血管疾病及糖尿病等非傳染性疾病的風險，這四大疾病在台灣的死因中佔了60％，明顯可見，不健康的生活型態危害甚鉅。

　　我國自1995年開辦全民健保之後，納保的覆蓋率高達99.6％，民眾滿意度高達88.6％，提供民眾可近性與高品質的醫療照護，除普及化的醫療照護外，如何促進民眾在預防保健領域的認知與行為，亦同等重要，因為，遠離日常生活上的危險行為，可以減少罹病風險，也就等於促進健康。

　　多年來，衛生署全力進行疾病預防，早期發現及適當的治療，讓國人健康得到保障。同時，我們也採取三個重要策略：癌症預防、癌症篩檢以及有品質的癌症照護，透過衛生體系和醫療體系的積極努力，以及民眾的配合及響應，三大策略的執行都有相當可觀的成果。

　　但是，國人有運動習慣的比率仍過低，有高達73.9％的人一星期少於三次30分鐘，或一星期150分鐘中等度的運動，未來，我們將更加努力推廣減重與多運動等措施。

　　在這樣的現況下，正確的醫療知識及保健方法的傳播，益形

重要。此時，彰化基督教醫院鹿基分院能夠整理這幾年發表於媒體的醫療保健文章，編輯出版《做自己的家庭復健師》一書，為促進國人的健康共同做努力，令人感到十分高興。

　　書中文章以復健主題為主，列舉了各種實用且簡單易操作的保健操，指導大家如何在百忙的生活中，遠離不健康的生活型態，常保健康；也有諸多主題，與家庭保健、兒童發展相關，內容淺顯易懂，又兼具醫療知識的專業性，十分適合全家閱讀及參考運用。

　　在明確又具有成效的衛生政策的架構上，國內醫療院所相繼以自己的特色，創新方法配合健康促進工作，包括書籍的出版，引導國人採行專業方法，增進健康，大家的努力，必能擴大健康促進的綜效。

　　樂見本書與國家健康促進之衛生政策的相呼應，希望大家都能從書中的保健之道，找到增進自己的健康法門。

行政院衛生署署長　邱文達

生活在那裡，
運動機會就在那裡！ [推薦序2]

　　每天運動15分鐘，可延長3年壽命。

　　世界衛生組織指出21%至25%乳癌及大腸癌、27%糖尿病及30%缺血性心臟病，皆肇因於缺乏運動。

　　在國民健康局，每天上、下午二個固定時間，同仁桌上的電腦螢幕會自動播放15分鐘的上班族健康操，提醒所有同仁，暫時放下手邊的工作，起身動一動，運動不但使工作效率更提升，更能促進健康，讓生命更有活力、更精采。

　　動起來，為自己的健康加值！這是國民健康局積極推動健康促進與疾病預防，最希望國人積極響應的一件事。在此同時，國民健康局更積極強化公共衛生體系與醫療體系的伙伴關係，結合醫療院所與醫療人員的專業與力量，共同推動健康促進，這不僅使健康促進醫院（Health Promoting Hospitals）模式在國內紮根，亦使得多項你曾參與其中的健康促進及預防保健政策，例如癌症篩檢、母乳哺育、肥胖防治、菸害防制、慢性病防治等，在短期內獲致具體的成效，更重要的是讓每個參與的病患、家屬、醫院員工及社區民眾獲得額外的健康獲益。

　　台灣是世界衛生組織健康促進醫院（WHO-HPH）國際網絡會員，至今國內已有85家醫院加入網絡團體會員，是國際網絡中的第一大網絡；健康促進醫院係以實現「全人健康」為核心目

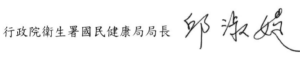

標，透過決策支持與全員參與，達到組織結構、文化、物理環境、作業流程以及服務內涵的改變，打造醫院成為能增進病患、員工與社區健康的場域。

　　彰化基督教醫院鹿基分院，是WHO-HPH網絡會員之一，為增進病患、員工與社區的健康，該院醫療專業人員，透過臨床的經驗，將正確的醫療保健以及物理治療、職能治療、語言治療等知識文章，發表於媒體，現在更以有系統的分類、編輯呈現，結集成書，藉以倡導健康促進的知識與行動。

　　生活在那裡，運動機會就在那裡！現在，你動起來了嗎？且讓我們跟隨國內衛生體系和醫療體系健康促進的腳步，動起來，為自己的健康加值！

行政院衛生署國民健康局局長　邱淑媞

正確的醫療知識與保健方法，讓你更健康 [推薦序3]

　　網路的普及，使得知識的傳播更為快速、也更加便利，然而網路上文章的「正確性」卻令人擔憂，往往一個錯誤的觀念在廣為流傳後，造成更多民眾錯誤的認知，以致未在第一時間妥善處理自己的疾病、甚至延誤就醫。這是我們所不樂見的！

　　現代社會雖然醫療及衛生條件較以前大幅改善，但生活型態的改變，文明病亦隨之而來。許多人一心打拚事業，疏於身體的保養，年紀輕輕卻已一身病痛，站在「預防勝於治療」的角度，若民眾能有正確的醫療知識，以正確的方式保養身體，並能及時對疾病作出適切處理，將能使疾病的傷害減到最低。

　　為此，彰化基督教醫院鹿基分院之醫護人員，基於對民眾的關懷，踴躍投稿至各大報章雜誌，投稿者皆為各領域專家，希望將正確的醫療知識散播至更多角落，讓更多民眾受惠。

　　如今他們更將他們多年來的努力集結成冊，針對民眾日常生活中常遇到的問題做出整理，讓民眾能以更快速、更方便的方式獲得正確知識。本書內容涵蓋廣泛，從日常生活保健到運動傷害、幼兒照護等議題，讓各年齡層的人均能從書中尋求解答。

　　醫者父母心。病人的苦痛，看在醫者的眼裡，就是自己的苦痛。《做自己的家庭復健師》一書，是醫者將自己的大愛化為文字，期能深入每位民眾的生活，讓每個人都能活得更加健康、更

加平安。

　欣見本書出版，益增社會貢獻，特予為序。

彰化縣衛生局局長　葉彥伯

促進健康，
從預防保健做起 [推薦序4]

　　鹿基醫院在2006年變更為財團法人彰化基督教醫院鹿基分院後，對於鹿港鎮民的健康照護多了一層後盾，也將彰基總院的文化、服務精神與醫療品質，延伸至鹿港地區，共同為社區居民促進健康、維護健康、恢復健康而努力。鹿基分院在杜思德院長上任後，積極推動院內許多軟體、硬體的提升，使鹿基分院短短幾年內就有優異的表現。

　　設備方面，例如啟用PACS、啟用高樓免用電「輪椅式自動避難梯」、啟用新式全數位乳房攝影儀器、啟用全新128切CT、婦產科啟用4D動態立體彩色超音波，以及門診規劃設立生理檢查區……等。醫院評鑑方面，2007年、2010年，鹿基皆順利通過新制醫院評鑑、通過衛生署「中度級急救責任醫院」評定的肯定。住院服務方面，提供24小時內科、外科、婦產科、小兒科，以及加護病房服務；同時，將「客製化」概念帶入醫療服務的領域，包括洗腎中心、體檢中心、醫學美容中心、復健治療中心、運動減重中心、門診衛教中心等，提供來院民眾最適服務方案。

　　對社區的醫療服務事工更是一步一腳印的深耕，鹿基2011年參加健康促進醫院典範及創意計畫選拔，榮獲「老人健康類」特優殊榮；「弱勢族群健康照護計畫」，榮獲「健康平權類」優

等表揚。同年參加「全球無菸健康照護服務網絡認證」，亦榮獲無菸醫院金獎表揚。此外，每月辦理社區健康講座或健康篩檢及諮詢，並於2011年，啟動鹿港鎮洋厝社區高齡長者營養午餐支持計畫。鹿基更以「促進胰島素注射及改善照護品質」為創意競賽主題，榮獲2011年中華民國糖尿病衛教學會創意團體衛教競賽第一名。2012年，鹿基進一步在健康促進醫院典範選拔競賽中，榮獲優良獎、友善職場獎殊榮。

為了進一步關心社區民眾的健康，落實及推動預防保健議題，鹿基將民眾常見的身體筋骨病痛問題、預防上的正確作法、家庭保健問題、小孩保健問題、健康的運動方法等彙集而推出這本書。涵蓋範圍從老人、成人到小孩常遇到的問題，如跌倒、腰痠、感覺統合；職場上又如學生、上班族到家庭主婦關心的話題，如營養、失眠、媽媽手、減重等，幾乎囊括我們日常發生的問題而又不知道正確的解決方法。現在有了《做自己的家庭復健師》這本書，你可以找到解答，這是集合復健醫學、營養學、耳鼻喉科的聽力、語言治療等各種專業，共同彙整集結而成。希望能提供讀者在自己或家人的身體保健、照護觀念上，有正確的認識與實質的幫助。

再次感謝杜思德院長以及參與編著本書的鹿基分院同仁的辛勞。願上帝堅固保守所有彰基體系醫院，使我們在祂的恩典裡有足夠的信心、力量與智慧，繼續提供人們身、心、靈的全人照護，更願上帝的愛能藉此而大大地彰顯到各角落。

財團法人彰化基督教醫院院長　郭守仁

力行健康生活 GO！

醫院肩負守護民眾健康的責任，它救人生命、治人疾病，這是社會大眾對醫院及醫護人員的普遍認知。但若以疾病預防三段五級論之，這樣的認知，是落在次段預防和參段預防，也就是疾病篩檢和治療復健，少了初段預防即健康促進這個領域；實際上，醫院在初段預防的積極努力上，所從事的健康促進事工，不勝枚舉，這正是民眾醫療知識大為提升，懂得力行健康生活的主因。

彰化基督教醫院鹿基分院位在人文薈萃的鹿港鎮，是一家健康促進醫院，我們每年在社區從事的健康促進活動，將近300場次，這麼密集的社區保健推廣活動，就是希望對社區民眾賦能，縮小醫病之間或醫護與民眾之間，醫療知識不對等的現象，從而能夠掌握健康的主導權，自己有能力管理及促進自己的健康。

《做自己的家庭復健師》一書的出版，正是消弭健康醫療知識不對等的體現。本院本書所收錄的文章，均曾發表於國內報紙媒體健康醫療版面，而且不論醫師、營養師、物理治療師、職能治療師、語言治療師的投稿文章，在投稿前，均經本院傳播媒體領域的專家，細心核稿校閱，在不改變文章內容醫療專業性的前提下，以更平易流暢的文字及筆調，呈現於大眾面前；這些甚具可讀性、可近性的醫療文章，一經刊載，並同步於網頁傳佈，影

響日廣，也吸引國內其它醫療院所的仿效，令人樂見醫療專業知識透過這樣的傳播方式，更形普及。

　　今日社會受生活型態改變及資通產業帶動的影響，許多人的每日生活，置身不健康的惡性循環而不自知，像是隨處可見的低頭族、網路族群，長此以往，身體健康狀況百出也就不足為奇。很高興此際出版本書，相信可以帶給社會大眾更健康的生活方式，因為本書提供不需依賴藥物的自我保健方法，正是時下社會大眾最迫切需要的。

　　本書以復健文章為主題，圖文並茂，兼及家庭保健及幼兒發展等專業知識的提供，內容有適合病患的主題，也有適合一般男女老少的內容，一書在手，是你健康生活的起點，讓你遠離現代生活型態的戕害；本書同時也為疾病的初段預防，建立傳佈利器，因為它淺顯又專業的內容，已為醫我之間搭起通暢的溝通理解平台，讓自我健康促進之道，可以廣為傳播及身體力行。

彰化基督教醫院鹿基分院院長　杜思德

目次

PART 1：痠痛，是身體發出的警訊

PART 2：復健，和你的生活息息相關

PART 3：家庭保健箱

PART 4：健康，決定孩子的未來

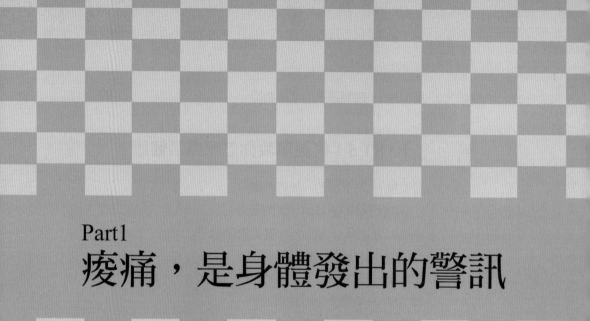

Part1
痠痛，是身體發出的警訊

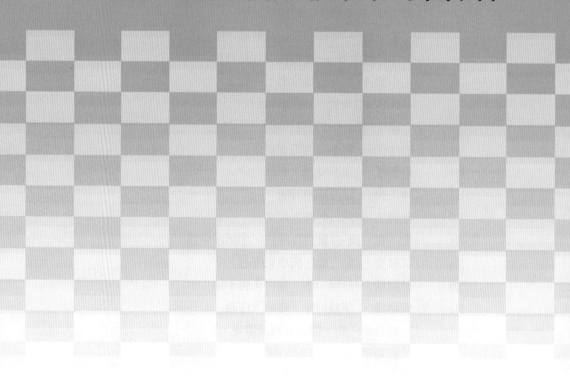

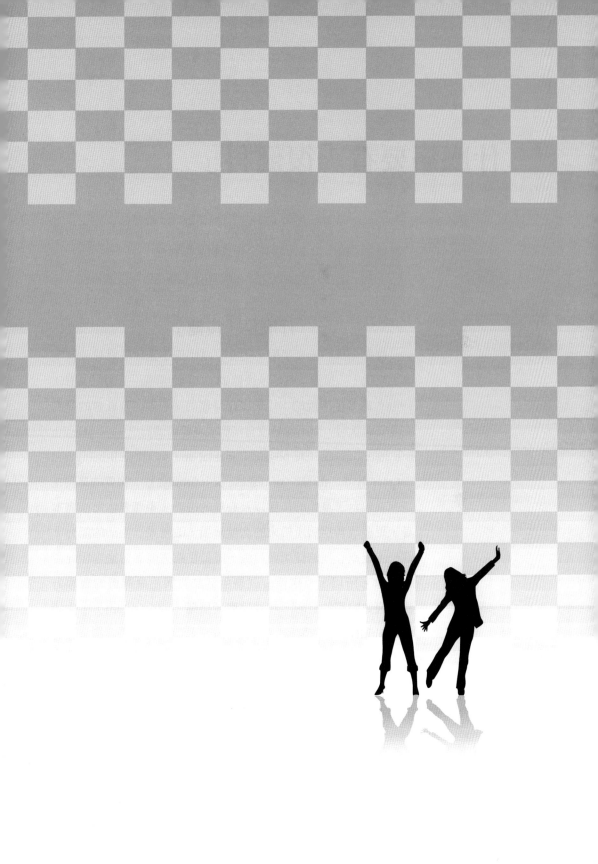

什麼病要看「復健科」

有很多人已經知道中風要做「復健」，肌骨關節疼痛要做「復健」，但，這是不是就是復健科的內容？

或者，還有一些民眾仍然不曉得有「復健科」這個科別？

什麼是「復健」

首先，我們先來了解「復健」這兩個字是什麼意思。就字義上來說，「復健」就是恢復健康。如同世界衛生組織（WHO, 1948）憲章中所說的：「健康是身體的、心理的及社會的達到完全安適狀態，而不僅是沒有疾病或身體虛弱而已。」（Health is a state of complete physical, mental and social well-being and not merely the absence of disease or infirmity.）。復健的業務在這裡就包含了身體的復健以及心理的復健，不僅要治療疾病本身，更要改善疾病所帶來的功能缺損，改善獨立生活的能力，進一步促進心理的健康與尊嚴，降低生病失能者對家庭和社會的負擔。所以，「復健」就是生活品質與生命尊嚴的醫療方法。復健醫學的目的，在減輕患者損傷（impairment）、失能（disability）、或障礙（handicap）程度，使患者發揮身體的最大功能，達到最佳之生活品質。所以「醫學為生命延長歲月，復健為歲月添加生命」。

復健科的簡單歷史與意義

至於復健科在台灣的歷史沿革，從早期的復健治療開始，如彰化基督教醫院在1965年由美籍宣教師易姑娘（Miss Hilda E. Ilten），籌設物理治療部。台灣復健醫學會成立於1971年6月26日，之後各醫院逐漸體認復健的重要性，陸續成立復健科，彰化基督教醫院復健科也就是在1985年成立的。復健科的成立，可以有效整合醫院裡面的復健治療業務，組織專業的復健治療團隊，審慎評估患者後，確認個別病人復健需求，依個別病人病況及日常生活功能訓練目標，訂定合適、系統性、連續性之復健計畫，然後安排各種專業人員（如物理治療、職能治療、語言治療、心理治療等）從事復健治療。所以，復健科不是復健專科醫師單打獨鬥的科，而是團隊運作，由復健專科醫師與專業治療師共同完成病患所託付的治療責任。

復健科的組織架構與復健團隊的成員

以彰化基督教醫院為例，復健科的組織架構可以包括：

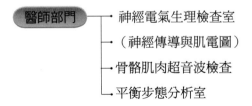

醫師部門 ── 神經電氣生理檢查室
　　　　　 ── （神經傳導與肌電圖）
　　　　　 ── 骨骼肌肉超音波檢查
　　　　　 ── 平衡步態分析室

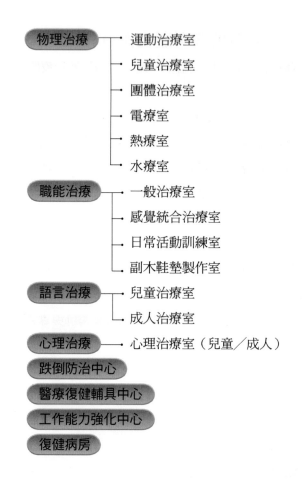

物理治療 ── 運動治療室
　　　　── 兒童治療室
　　　　── 團體治療室
　　　　── 電療室
　　　　── 熱療室
　　　　── 水療室

職能治療 ── 一般治療室
　　　　── 感覺統合治療室
　　　　── 日常活動訓練室
　　　　── 副木鞋墊製作室

語言治療 ── 兒童治療室
　　　　── 成人治療室

心理治療 ── 心理治療室（兒童／成人）

跌倒防治中心

醫療復健輔具中心

工作能力強化中心

復健病房

　　復健團隊的成員主要有復健專科醫師、物理治療師、職能治療師、語言治療師、心理治療師、復健工程師、輔具個管師、跌倒個管師、護理師和輔具副木製作人員，其他也包括社工、關懷師等，以及相關科醫師如神經內科、神經外科、骨科、小兒神經科和兒童心智科等。而復健治療的過程，經常就是跨專業整合的團隊運作。

復健科服務項目

■物理治療

1. 治療性冷熱敷、蠟療、超音波、短波、紅外線、電療、肌肉電刺激、牽引、水療。

2. 運動治療、被動關節活動、肌力與肌耐力訓練、按摩、姿勢訓練、床上活動及轉位訓練、神經肌肉促進技術、平衡訓練、行走訓練、心肺功能訓練。

3. 輔具之使用訓練指導及評估。

4. 相關照護教育諮詢。

5. 體適能訓練、塑身及減重訓練。

■職能治療

1. 日常功能訓練、上肢功能訓練、精細動作訓練、被動關節活動、減痙攣活動、肌力與肌耐力訓練、感覺再教育、輔具使用訓練、精細動作訓練、動作知覺訓練、感覺統合治療、電腦認知訓練。

2. 副木製作：製作各式矯正副木、設計改造或使用訓練各種功能性輔具。

3. 工作能力強化：工傷個案之工作能力強化與復工訓練。

■語言治療

1. 語言表達及聽理解能力訓練、認知能力訓練、構音治療、語暢障礙治療。

2. 吞嚥訓練治療。

■心理治療

1. 兒童心理的評估與治療。

2. 成人心理治療。

■復健輔具中心

1. 輔具諮詢與衛教。

2. 訂製性/非訂製性輔具。

3. 輔具使用訓練。

4. 居家無障礙體驗暨居家無障礙改造服務。

5. 輔具研發。

復健科服務的對象

復健類別	治療對象
神經復健	腦中風、頭部外傷、脊髓損傷、巴金森氏症、多發性硬化症。
骨科復健	運動傷害、肌腱韌帶扭傷、高爾夫球肘、網球肘、下背痛、肩頸痠痛、骨刺、椎間盤突出、腕隧道症候群、退化性關節炎、骨質疏鬆症、骨折或肌腱韌帶開刀後功能重建、人工關節置換、關節攣縮、類風濕性關節炎、僵直性脊椎炎、五十肩、脊柱側彎、燒燙傷。
兒童復健	腦性麻痺、小兒麻痺、兒童發展遲緩、過動與注意力不足、自閉症、唐氏症、肌肉萎縮症、脊髓突出症、新生兒斜頸、臂神經叢損傷、扁平足、內八與外八足、X和O型腿。
心肺復健	冠狀動脈繞道手術、慢性阻塞性肺炎。
淋巴水腫復健	癌症患者所造成的淋巴水腫。
其他	需運動處方、體適能及塑身減重訓練者。

在上述的各種疾病裡面，有些是需要跨科合作，如腦中風患者，一開始由神經內外科診治，於病況穩定後，轉介至復健科繼續住院復健或安排門診復健治療。或是骨科骨折和關節置換手術

後，由復健科接手後續關節僵硬的改善、肌肉力量的再訓練和肢體功能的重建。另外，也有一些疾病是多科都會接觸的到，如骨質疏鬆症，復健科、骨科、神經內外科、新陳代謝科、家庭醫學科等，都可以安排相關的檢查與提供骨鬆藥物的治療。或是像運動傷害和退化性關節炎，復健科、骨科、神經內外科的門診有很多這樣的病人，都可以處方安排適切的藥物治療；有開刀適應症時由骨科或神經外科進行手術；而復健科則是安排復健治療。

也就是說，相較於其他專科，復健科除了面對疾病本身，更要處理疾病所帶來的併發症和後遺症，強調疾病治療後身體的功能回復，能夠生活獨立自主和工作職業重建。

結語

復健科沒有年齡與性別的差別，從剛出生的嬰兒的斜頸與臂神經叢損傷的肢體功能訓練；幼兒的腦性麻痺和發展遲緩復健訓練，扁平足、內八與外八足、X型腿和O型腿的支架鞋墊矯正；到學齡前後兒童學習障礙、過動與注意力不足及自閉症等的復健感覺統合和語言訓練；青少年脊柱側彎的脊椎支架和運動治療；一般人的運動傷害和和肌骨關節疼痛；老年人的退化性關節炎、骨質疏鬆症等。復健科也和很多相關科重疊和互補，如神經內外科、骨科、小兒神經科和兒童心智科等。故而復健科不只是疾病的診斷和治療，也包含特殊的檢查如骨骼肌肉超音波檢查。最重要的是，在復健科，可以由復健專科醫師，來安排處方最適切的復健治療，以優良順暢的團隊運作模式，讓病患得到最完善的治療與照顧。

復健醫學科主治醫師：黃乃炯

不是中風卻眼歪嘴斜
─ 顏面神經麻痺的治療及復健

熬夜苦讀打個盹，醒來……顏面神經麻痺

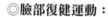

　　小強熬夜苦讀，一坐就好幾個小時或整夜，一覺醒來發現，半邊顏面失調。眼睛無法閉合、無法皺眉頭、易流眼淚及流口水，喝東西易從嘴角流出，還以為自己中風了，就醫之後，才知道是顏面神經麻痺所造成。

　　顏面神經麻痺的治療方式，治療除了配合醫師處方、顏面電刺激的復健治療，也要有充足睡眠，在家更需配合「臉部復健運動」來加速恢復。

◎臉部復健運動：

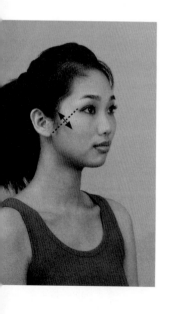

●運動前準備─深層肌肉按摩：從眼睛到耳垂劃一條虛擬線，以食指和中指垂直隱型虛線按摩，可放鬆臉部僵硬的肌肉，每天3次，每次3分鐘（如左圖）。

●抬額運動：頭不動，眉毛向上抬，直至抬頭紋出現。

●眼鼻收縮運動：用力閉眼及同時皺起鼻子。

　透過抬額及眼鼻收縮這二項運動，可以改善患側眼睛無法閉合及面具臉。

●嘴唇運動：嘴角上揚，同時發「一」的音，儘量張到最大，麻痺邊可用手指來幫忙做動作。維持10秒後接著張開嘴巴說「ㄚ」，嘴型張到最大。

●**吹吸運動**：將紙張或衛生紙放在面前距離10公分地方，用力
　吹氣讓紙張或衛生紙飄；或可拿水杯和吸管，透過吸水來訓
　練。這個運動可改善流口水、喝東西易從嘴角流出的問題。

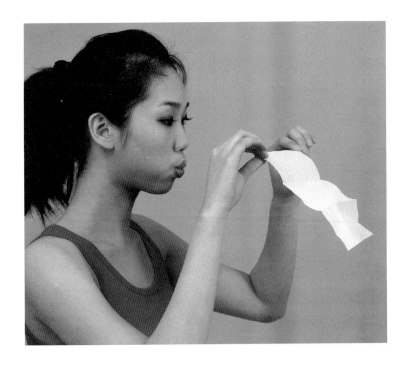

物理治療師：黃睦升、白信賢

♡ **健康小叮嚀** ....

臉部復健運動需配合鏡子使用。運動前可先用熱毛巾熱敷患側
臉頰（請注意溫度以免燙傷），促進臉部血液循環。

痛苦不堪的鋼鐵人
─ 頸肩部疾病的預防及復健

坐姿伸展運動─紓緩肩頸痠痛

　　景氣寒冬，科技業人力精簡，能上班的工程師與現場作業員工作負擔增加，需有正確的工作姿勢與足夠的伸展操，以減緩肩頸痠痛的症狀。

◎**正確的工作姿勢**：駝背與脖子往前伸的錯誤姿勢，常因工作忙碌而忽略，但姿勢不良導致的肌肉痠痛，會影醒工作效率與睡眠品質。正確的工作姿勢應該是，耳朵和肩膀成一直線，肩膀放鬆 （如圖示範）。建議可在工作區域張貼正確工作姿勢圖案，並藉由同事間相互提醒達到矯正效果。

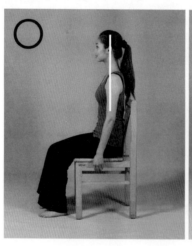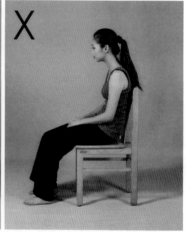

◎**坐姿伸展運動：**

●**胸肌伸展：**屁股坐在椅子前1/3處，雙手往後拉住椅背，小腹微收，然後將整個身體往前傾（右圖上），使胸肌有緊繃感，再回到直立坐姿。

●**背肌群伸展：**屁股坐在椅子前1/3處，雙手交叉、輕輕握住椅子兩側扶手，將整個身體往前彎曲，使頭部靠近膝蓋（右圖中），使上背肌群有緊繃感，再回到直立坐姿。

●**頸部後側肌群伸展：**採直立坐姿，雙手交握在後腦勺、並往前推，使下巴儘量去靠近胸部（右圖下），使頸部後側肌群有緊繃感，再回到直立坐姿。

物理治療師：柯維哲、黃睦升

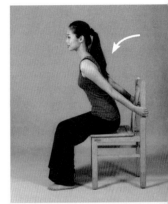

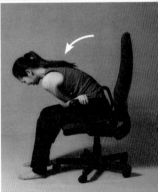

♡ **健康小叮嚀** ‧‧‧‧‧‧‧‧‧‧‧‧‧‧‧‧‧‧‧‧‧‧

伸展運動的目的，是要使肌肉恢復正常的柔軟度，在伸展時，不要過度或快速的伸展，可視個別肌肉群出現緊繃感來控制伸展力道，並停留10至20秒，每個動作重複10次，以免肌肉韌帶拉傷喔。

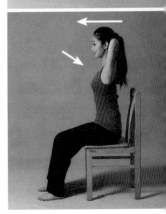

考前衝刺，頸肩痠痛—坐姿伸展運動來解套

「媽媽！我的脖子跟肩膀好痠、好痛。」小明念了一整天的書，最常跟媽媽抱怨肩頸痠痛。這是長時間維持同一姿勢，加上坐姿不良，常出現的症狀，伴隨而來的全身痠痛，常使得考生精神變差，讀書效率下降。

以下提供幾個坐姿舒展運動，建議考生適當的休息與運動，適時舒活筋骨，不但可以緩解疲勞、伸展筋骨，更能增加讀書效率。

◎坐姿伸展運動：

●**左右側彎背部舒展**：雙手交握，向頭頂上方延伸，儘可能伸展整個上半身，深呼吸停頓10秒，再向身體右側彎，停頓10秒，再向身體左側彎。對於念書姿勢會彎腰駝背的考生，此動作可以防止背部痠痛。

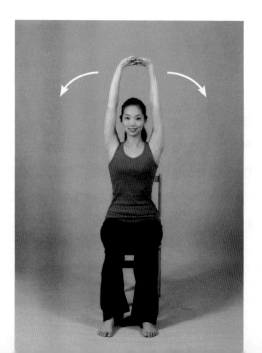

●**胸大肌群擴展**：雙手交叉置於頭後，將頭向下壓直到後頸部覺得緊繃，停頓10秒，再將頭抬起，保持正中姿勢，雙肘向後伸展，擴展胸大肌群，深呼吸數次再放鬆。

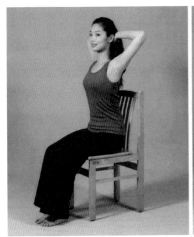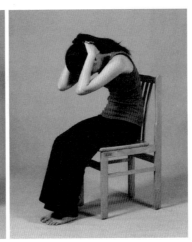

●**肩部關節運動**：雙手自然垂下，雙肩向後再慢慢往前劃圈數次之後，雙肩再往後劃圈，讓肩關節活動一下，避免瘐痛僵硬（右圖）。

物理治療師：趙涵芩

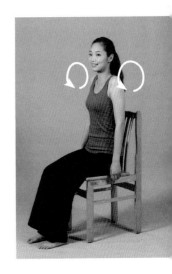

♡ **健康小叮嚀** ●●●●●●●●●●●●●●●●●●

考生們在做伸展動作時，最好是以漸進和緩的方式進行，並搭配規律的呼吸。伸展活動時，不妨也讓眼睛休息一下。用功念書之餘，花個3至5分鐘讓身體舒展放鬆，相信讀書效率會更好喔！

Office瘦身操 — 消除肩頸痠痛

　　肩頸痠痛是現代人的文明病，發生原因係因長時間重複相同的動作，使得肌肉、韌帶受傷，醫學上稱之為「肌筋膜症候群」，若輕意忽略，致使病情嚴重時，會使椎間盤突出壓迫到神經根或脊髓，造成手腳發麻無力。

　　久坐辦公桌的上班族、銀行行員、編輯及電腦工程師等，因長時間固定於某個姿勢或重複做某些動作，造成肌肉緊張不易放鬆，容易疲勞，或因疲勞過度產生發炎而疼痛，都是屬易罹患肩頸痠痛的高危險群。

◎**建議平時可做做伸展操預防肩頸痠痛：**

●**頸部肌肉伸展：**採坐姿或站姿皆宜，右手置於左耳，頭部偏向
　右側，伸展頸部肌肉。

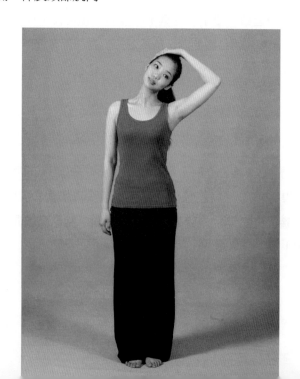

●**強化頸部肌肉群**：維持前一步驟姿勢不變，臉部朝右下方轉
　動，可強化頸部肌肉伸展。

●重複交換以上動作每回作4次，再換側重複伸展動作。工作時
　若感覺肩膀僵硬不適，隨時可重複運動放鬆。

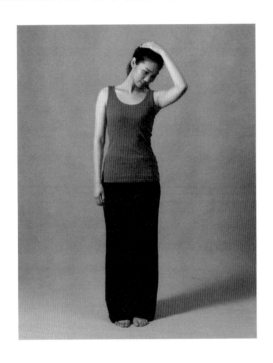

彰化基督教醫院鹿基分院院長：杜思德

♡ **健康小叮嚀** ···

以上動作每回4次，再換側重複伸展動作。工作時若感覺肩膀
僵硬不適，隨時可重複運動放鬆。

帥哥也會得媽媽手？
― 手部關節疾病的預防及復健

媽媽手發作―冰敷多休息

媽媽手學名稱為「狹窄性肌腱滑膜炎」，此病好發於女性，且多數為家庭主婦，病兆主要發生在「外展拇長肌」及「伸拇短肌」兩條肌腱。

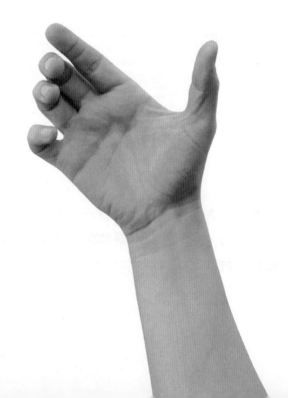

一般而言，若拇指動作過於頻繁，手腕動作重複次數太多，或者施力過度，譬如提重物、擰抹布、擦地板，或刷洗等家事勞動過度，容易造成近手腕處的大拇指側疼痛、手腕無法使力的現象，有時甚至合併緊繃、腫脹等症狀，患者在清晨起床會最疼痛。

居家若處於急性發作期時，可使用冰敷，減輕疼痛不適症狀，此時，記得多休息，減少拇指作功機會。到了慢性期，以熱敷或浸泡溫熱水方式，再配合局部按摩，及拉筋運動，促進血液循環，減輕痠痛、緊繃等不適。

倘若症狀仍無法改善，建議透過專業復健，利用物理治療，有效緩解病症，例如蠟療及超音波治療，有助於受損部位的組織修復；經皮神經電刺激則可減緩患部之疼痛感。

不過，預防重於治療，最簡單的預防方法即是儘量減少過度使用拇指，做握、壓、扣等動作，日常隨時調整手部操作方式及姿勢，並尋求更省力的做事方式，例如儘量購買已處理好的食品，做家事時避免用一隻手提重物，減少反覆搓洗衣物等動作。

物理治療師：劉季花

♡ 健康小叮嚀 ••••••••••••••••••••••••••••••••

要預防媽媽手上身，應保持規律運動，加強四肢肌肉的肌力、耐力、柔軟度，才足以從容應付平日之需。

做做肌肉伸展運動—預防媽媽手有一套

　　頻繁地操持鍋鏟或鍋子、洗碗、打掃，甚至放假期間長時間掛在網上，過度使用拇指的結果，可能導致「媽媽手」的出現。疼痛開始發生的位置在接近大拇指的基部，尤其在手腕用力時更加明顯，嚴重時手腕會腫脹又痠痛。

　　「媽媽手」通常是因為過度且重複性使用腕關節，又加上不適當的施力，持續刺激下，使得手腕拇指側的外展拇長肌及伸拇短肌肌腱側邊滑膜或支持帶，出現肥厚發炎的症狀，影響到肌腱自由移滑動作。

◎平時適當的肌肉伸展運動，有助於預防「媽媽手」：

●**腕部伸展運動：**用對側手按在拇指側邊，並向下輕壓（圖左）。

●**腕部合併拇指伸展活動：**用其四指握住拇指於掌心中，向小指的方向往下施力（圖右）。

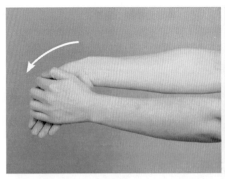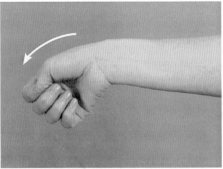

●**拇指伸直肌力活動：**橡皮筋套於拇指，對側手將其固定，同時虎口打開，將拇指垂直於掌心，同時往遠離四指的方向施力（圖左）。

●**拇指外展肌力活動：**虎口打開，將拇指平行於掌心，橡皮筋套於拇指及食指，各向反方向施力（圖右）。

●以上每個動作持續約10至15秒，重複5至10次。

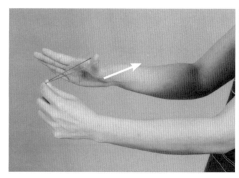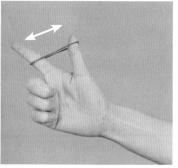

職能治療師：高婕螢

♡ **健康小叮嚀** ∙∙

不論操持家務、打電腦，都應避免重複過多的拇指的動作，並注意姿勢調整，尤應避免拇指過度用力壓、扣的動作；單手或雙手在承重時，儘量五指併攏，手掌、手腕成水平狀，平均分攤負重，並適度休息，才能避免萬能媽媽手得到「媽媽手」。

腰痠背痛到底算不算一種病
─ 腰背痛的預防及復健

腰背痛可自我檢測，避免延誤病情

　　腰痠背痛常困擾許多人，起初症狀可能不明顯，或是休息一下就會比較好，所以常常忽略其嚴重性，而延誤就醫，導致病情更加惡化。

　　下列提供四種自我檢測的方法，如果在動作中會產生疼痛或是無法完成測試動作時，腰椎可能已經出現問題，須尋求醫療處置來解決。

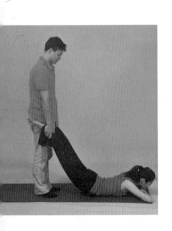

●**被動腰椎伸直測試：**受測者俯臥於床上並將兩腳伸直，另一名施測者將受測者的兩腳抬起約30公分後，再緩慢放回床面，過程中需維持兩腳膝蓋伸直（左圖）。

●**腰椎不穩定測試：**在站立的姿勢下，將身體往前彎到底後，再回復到直立的姿勢。

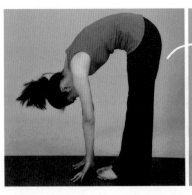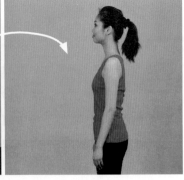

●**直膝抬腿測試：**在平躺的姿勢下，將兩腿伸直抬離床面後，再
緩慢地將兩腿放下至床面。

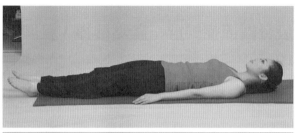

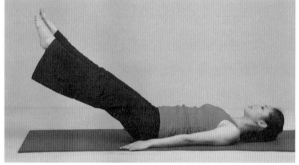

●**日常動作測試：**在日常生活中，因身體前彎、後仰，側彎的動
作，或者由坐到站、由站到坐的過程中，會出現腰痛而有快跌
倒的感覺，都是腰椎已經出現問題的警訊。

物理治療師：王威智、黃民典

♡ **健康小叮嚀** ●

在測試動作中，應避免持續重複動作，以免加重腰椎負擔。如
果出現腰痛的情況，應立即尋求醫師或物理治療師的協助，為
您提供適當的醫療處置。

你是軟腿一族嗎？
─ 腿部關節疾病的預防及復健

髕骨股骨關節症候群─爬點樓梯，雙膝就痠痛

　　32歲的陳小姐是一家外商公司的經理，雖然目前大環境景氣不佳，但由於工作認真，勤跑客戶，因此備受上司賞識。正值事業衝刺期的她，心中一直有個小隱憂，這3年來，只要多爬點樓梯，或坐太久要站起來，就覺得雙膝一陣陣痠疼，雖談不上是甚麼大病，卻令陳小姐困擾不已。

　　隔壁的阿嬤知道後，好心跑來告訴她：「這是膝關節退化啦！」半信半疑的陳小姐上醫院就診，醫生檢查後告訴她，她的膝關節並沒有退化，這是髕骨股骨關節症候群。

髕骨股骨關節症候群

　　髕骨即所謂的膝蓋骨，位於膝蓋前方，股骨就是大腿骨。髕骨和後方的股骨滑車溝構成髕骨股骨關節。當膝關節活動時，髕骨會在此溝槽內滑動，若滑動的軌道不正，就會產生所謂的髕骨股骨關節症候群。長期下來，可能會造成髕骨軟化或髕骨外翻。

　　髕骨股骨關節症候群是一常見的疾病，尤其好發於運動員和年輕女性。致病因素除了少數病人是因為先天髕骨股骨排列不良外，大多數病人都和股內斜肌與股外側肌的肌力失衡有關，使髕骨偏離正常的滑動軌道。這類病人走平路時，較不受影響，但上下樓梯、久坐後站起、蹲跪後，常會感到膝蓋疼痛，甚至會突然

無力。

　　此病的診斷主要靠臨床症狀，加上醫師的理學檢查，另外，膝關節X光片也有助於診斷病情。

治療與保健

　　治療方面，症狀輕微者可以穿戴護膝、使用髕骨固定貼紮、服用抗發炎藥物、強化骨四頭肌。除此之外，復健運動加上物理治療也非常重要。

　　日常保健方面，這類病人平時要減少上下樓梯，儘量避免蹲跪，女性要少穿高跟鞋，降低髕骨股骨關節所承受的壓力。若保守治療無效，可考慮徒手復位或手術治療。

　　前膝疼痛是骨科門診常見的疾病，年紀大者多由退化性關節炎所引起，年輕族群的病痛則較具多樣性，髕骨股骨關節症候群只是其中的一種。因此，長期膝蓋疼痛的病人應儘早就醫，尋求正確的診斷及治療。

骨科主治醫師：林翰宏

大腿撞擊性運動傷害—小心變成軟腿族

　　籃球等運動不免有一些肢體碰撞，尤其是下肢的大腿部位；當大腿撞擊傷害過大時，不要以為消腫後就沒事了，後續還可能會出現腿部緊繃、纖維化及走路會「軟腳」（無力）的情況！

　　以下伸展運動，將有助於改善大腿運動傷害，增進下肢肌力及健康—包括大腿伸展運動、單腳屈膝訓練、下肢肌力訓練及誘發肌力貼紮等運動，改善大腿緊繃，避免肌肉纖維化，強化大腿肌力，促進平衡能力等。

　　對了，提醒你，運動傷害發生後，應該要儘速就醫，並遵醫囑，持續復健。

◎**伸展運動：**

●**大腿伸展運動：**趴姿，在大腿處墊枕頭，讓髖關節呈伸直狀，
　患側膝蓋彎曲到最大，同側手抓著腳踝。每次維持5至10秒，
　每回15至20次。

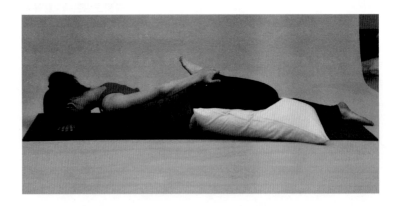

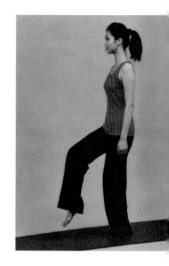

●**單腳屈膝訓練：**站姿，患側腳單腳站立，做緩慢下蹲微屈膝動作，維持3至5秒，再慢慢站起（右圖上），每回10至15次，可配合手倚牆邊或手扶椅背練習，增加動作穩定性。

●**下肢肌力訓練：**坐姿跨坐在治療球上，健側腳在前，患側腳在後（下圖左），患側腳膝關節伸直將身體帶往前，呈前弓後箭姿（下圖右），每次維持3至5秒，每回10至15次。

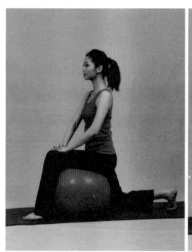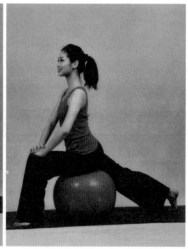

●**誘發肌力貼紮：**將肌內效貼布順著大腿肌肉走向貼紮（請直接貼紮於大腿上），藉由肌內效貼布本身彈力，幫助誘發股四頭肌肌力（右圖下）。

物理治療師：陳泓翔、劉季花

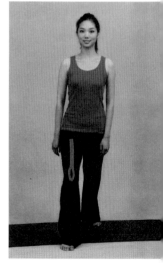

要命的全身疼痛
─類風濕性關節炎、僵直性脊椎炎、骨刺

自體免疫系統失調─淺談類風濕性關節炎

因自體免疫系統失調，所導致的關節炎疾病，諸如類風濕性關節炎、僵直性脊椎炎、乾癬性關節炎等，皆為免疫風濕科常見疾病。其中，類風濕性關節炎尤具破壞性，能於發病2至5年內，即導致關節侵蝕與變形，已故知名作家杏林子一生便為此疾及其所導致之併發症所苦。

發病五年內 侵蝕關節

當免疫系統製造出過多會攻擊破壞自己組織器官的抗體（如：類風濕因子、Anti-CCP抗體、免疫球蛋白A）時，眼睛、肺部、腎臟等器官亦可能跟著發炎受損。

以目前臨床常使用的免疫調節劑，像是Plaquenil（必賴克瘻）、Salazopyrin（斯樂）、M.T.X（滅殺除癌錠）、Arava（艾炎寧），及免疫抑制劑如Cyclosporine（新體睦）等，皆須服用到約2個月的時間才會漸漸達到治療目的，且為控制發炎，常需配合使用類固醇或者非類固醇抗發炎藥物。

切忌自行停藥或減藥

換句話說，這類疾病因用藥治療期間很長，但大多數患者「對藥物副作用的擔心，遠勝於對疾病治療的信心」。也因此總

是自行停藥或減藥，但當病情加劇時，卻又急著四處求助他科醫師，諸如骨科、神經科、復健科、中醫，甚至民俗療法、偏方等，最終反倒因重複就醫，使用過多以症狀治療為主的藥物，如止痛劑、消炎藥物、麻醉藥劑、肌肉鬆弛劑，副作用不減反增，且免疫系統本身亦未得到適當的控制，致使關節變形失能。

其實，面對慢性又無法根治之疾病，最重要的是醫病間的溝通與患者的配合。以目前治療風濕病的用藥，除作用時間仍較緩慢外，副作用問題大多已透過藥物改良與劑量調整獲得改善，臨床上，近七成患者可得到滿意的治療成果。

生物製劑新藥 健保有條件給付

對於仍無法改善的患者，近幾年最夯的生物製劑如：Enbrel（恩博）、Humira（復邁）、Mabthera（莫需瘤）等，則提供了治療的新選擇，雖然其價格非常昂貴，但目前健保局亦有申請使用的準則，嘉惠不少疾病程度較為嚴重的患者。

因此，對付難纏的風濕病，已因生物製劑的開發，又有突破性的發展，患者不要失去治療的信心、勇氣與耐心，切忌任意停止藥物，或混合許多科別藥物一起使用，以使疾病得到最佳控制。

免疫風濕科主治醫師：李靜芳

類風濕性關節炎—運動＋飲食，平安過寒冬

寒冷的冬季，因周邊小血管小神經發炎而導致手腳冰冷麻木，讓許多類風濕性關節炎的病患感到難熬。面對疲累、晨間關節僵硬與腫痛的症狀，灰心無力的感覺更易湧上心頭。

類風濕性關節炎屬自體免疫系統中，極易造成許多關節破壞變形的疾病，迄今仍無法根治，此病還可能引發全身性許多器官的發炎，例如：眼睛鞏膜炎及乾眼症、唾腺發炎而易口乾舌燥和口臭、肺部肋膜炎及間質性肺炎，還有周邊小血管小神經發炎，以致手腳冰冷、麻木。

診斷上，除臨床症狀外，應配合做免疫血清、發炎指標與X光片檢查，確診後，申請重大傷病卡。

患者應具信心，遵循以下建議，多管齊下，以度過類風濕性關節炎的寒冬。

認知病情、積極接受治療

類風濕性關節炎通常在發病最初幾年進展迅速，藥物治療是最重要的一環。從消炎止痛藥、小劑量類固醇、傳統的疾病修飾抗風濕藥物，一直到注射大劑量類固醇、免疫抑制劑，以及近年來具劃時代突破之生物製劑（如：Enbral恩博）等，各有優缺點及重要性，目前大多以多種藥物合併使用，增加治療效果，且可避免因各種藥物大劑量使用所可能導致的副作用，所以切忌選擇性或任意停止藥物治療。

飲食

建議均衡飲食，五穀雜糧、蛋、奶、魚、肉、蔬果等都要攝取，才有充足的營養與抵抗力，因類風濕性關節炎於慢性發炎階段，易導致貧血與骨質流失，應多著重鈣質與維生素D的補充，必要時，應提早做骨質密度檢查，切忌使用任何坊間增強抵抗力或舒筋活骨的食補或藥補，以防病情惡化。

運動、復健

只要不是處於關節急性發炎期，一些緩和的載重運動，如：散步、快走、伸展操或游泳，都有助於維持良好的關節活動度與心肺功能，要特別留意關節處的保暖。除添加衣物，寒冬時，也可嘗試以煮開的薑汁用毛巾沾濕後局部熱敷；若關節已僵硬、變形，可配合復健，透過一些物理治療與輔具的使用，依然可以平安過冬。

免疫風濕科主治醫師：李靜芳

僵直性脊椎炎——早發現，早治療，預後佳

張先生，25歲，是個電腦遊戲軟體設計師，標準夜貓子生活，雖常感久坐後胸悶、下背痠痛，然因做些伸展操後即可得到緩解，並不以為意。

直到最近半年來，反覆3次虹彩炎發作，經由眼科醫師轉診至免疫風濕科，才確定為僵直性脊椎炎患者。

僵直性脊椎炎

僵直性脊椎炎，屬於自體免疫系統中進展緩慢之發炎性疾病，是年輕男性易罹患的風濕病之一，在台灣的盛行率約為0.3%，發病原因尚不明確，但已知與組織抗原HLA-B27基因高度相關。

其典型症狀包括腰背或屁股部位痠痛合併晨間僵硬感，經運動後得到改善；長時間休息不動或是夜間睡眠時，常使症狀加劇；除脊椎外，下肢週邊關節（如：膝蓋、腳踝）以及關節周圍肌腱韌帶等部位，亦是常受侵犯部位，此點在一些女性或是16歲前即發病的患者尤其明顯。

此病尚可能造成其他器官如：肺部、心臟血管系統、眼睛、腎臟等病變，然一般而言，只要及早發現，適當治療，傷害均不甚嚴重。

癒後及治療

上例中，張先生即是以眼睛侵犯導致虹彩炎表現，進一步

追溯其症狀，輔以X光片檢查，抽血作ESR（血液沈降速度）、HLA-B27 Ag等檢驗，才確診為僵直性脊椎炎患者。趁著脊椎尚未粘連變形，視力尚未衰退前，積極配合追蹤治療，雖無法根治，但預後相當良好，一般並不影響壽命，百分之90的病人仍然可以擁有良好的生活品質。

　　治療方面依症狀有所差異，輕症患者只需非類固醇抗發炎藥物輔以免疫調節劑（Salazopyrin），即可得到良好控制；較為嚴重或器官侵犯的患者，甚至需較大劑量之類固醇或是免疫抑制劑才可得到緩解。為維持良好體態與脊椎活動度，應同時配合復健、運動（游泳、伸展操、跳舞）等，生活習慣上切忌抽菸，以防加劇肺部發炎或是骨質疏鬆的可能性。

免疫風濕科主治醫師：李靜芳

注意姿勢多運動—避免骨刺找麻煩

平時忙於農作的劉女士，下背與膝蓋疼痛已經好一陣子，隔壁的阿婆對她說：「妳一定生骨刺啦，隔壁庄的陳先生有特效藥啦！」果真有許多老阿伯、老阿婆，像劉女士一樣，寧願捨醫而求助於所謂的「特效藥」，結果反而吃出一大堆毛病，健康更加惡化。

骨刺是關節退化過程中的現象，人體的關節構造因長時間承受壓力、拉力或損傷，造成關節間軟骨磨損、破壞，進而引起發炎、疼痛，導致骨骼發生退化性改變，骨頭自動修補，形成骨刺。

長骨刺並不是老年人的專利，辦公室族群由於普遍缺乏運動、長時間久坐，再加上姿勢不良，也很容易發生關節退化的情形，導致骨刺的生長。

骨刺的症狀及治療

骨刺最常發生於承受身體重量的關節部位，如脊柱、髖、膝及踝關節等處。當關節產生骨刺時，可能沒有症狀，可能局部關節感到疼痛，也可能引起嚴重併發症，例如壓迫到神經或脊髓部位，使病人的肢體麻木、刺痛感，或造成行動不便。

依症狀程度及嚴重性，骨刺的治療方法也有所不同，包括藥物、復健、熱敷、超音波、電刺激、頭部牽引術、穿戴護具等方法，以及運動治療、減輕體重，進而降低對關節的損傷。

當藥物治療，或是復健治療3個月以上，仍無法改善症狀

時，就必須進一步考慮施以手術治療，達到神經減壓、骨融合及脊椎矯正的效果。

骨刺的預防

　　預防重於治療，以下方法可供讀者遵循，以預防骨刺：

●避免不良的姿勢。

●避免久坐、久站。

●避免長時間低頭、仰頭、歪頭，須適當紓緩頸部肌肉疲勞。

●彎腰這個動作，對脊骨是很大的負擔，應養成屈膝蹲下的習慣，以減少脊骨的負擔，並應減少提重物的機會。

●養成良好的運動習慣，以強壯肌肉，減緩脊柱的退化。

●維持理想的體重，以可減少腰椎和膝關節的負擔。

●均衡飲食，多攝取富含抗氧化劑的食物：如胡蘿蔔、木瓜、葡萄柚、鳳梨、香蕉、番茄、包心菜、青花椰菜、馬鈴薯等，含有豐富的維他命A、C、E及β-胡蘿蔔素。而生物類黃酮可以預防自由基的破壞、減緩發炎反應、加速運動傷害的復元，及強化膠質的形成。

骨科主治醫師：林全一

加速復原的祕訣
—骨折及術後的復健運動

骨折—術後復健不可少

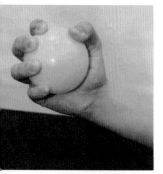

手拿球緊握5秒再放鬆，反覆數次。

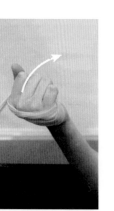

手抓彈力帶，藉由彈力伸展手臂及訓練彎屈肌。

許多騎士發生車禍後，常見挫傷造成上臂肱骨或橈骨及尺骨骨折，一般骨科手術會以骨釘加以固定，但固定後常發生患者因害怕活動，而造成手臂肌肉萎縮及關節粘黏，增加日後復健的困難度。

其實術後保護期就應該漸進地進行等長收縮運動，除可達成訓練肌力目的，還可增加患處的幫浦效應，促進新陳代謝，對於受傷部位的幫助可不小喔！

當患者過了保護期或為輕微骨裂（非嚴重複雜性骨折），應該及早開始一些簡易的復健運動，藉由一些簡單的動作，儘快回復正常的肌力。

◎復健運動：

●等長收縮運動：在最大保護期，可以抬高患肢，手握軟球，作握拳動作使手臂也一起收縮，但手臂維持在原來的角度（左圖上）。

●等張收縮運動：過了保護期或輕微骨裂者，可藉由簡單的彈力帶，在受限範圍作等張收縮及緩慢放鬆，可增加伸直及彎曲角度（左圖下）。

●**恢復期藉由彈力棒快速擺盪運動**，強化手臂肌力及肩關節穩定

度，改變動作運用彈力達成重量訓練的目的。

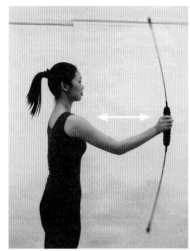

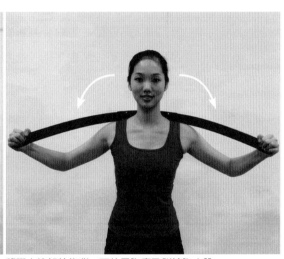

運用彈力棒，快速反覆擺盪訓練手臂
及肩部穩定肌群。

將彈力棒架於後背，可伸展胸廓及訓練胸大肌。

物理治療師：游耀東

♡ **健康小叮嚀** ‥‥‥‥‥‥‥‥‥‥‥‥‥‥‥‥‥‥

雖然運動有助於患處恢復，但過度及過強的運動容易造成運動

傷害，所以建議尋求你的治療師，給予適當的運動處方。

手部骨折復健，在家DIY

••

　　手部骨折初期，通常會固定患者受傷的部位，限制其關節的
動作。然而，長時間的限制，會造成關節僵硬或肌力退化，甚至
患部附近的關節，也會受到影響，例如：手腕骨折的患者，可能
因為疼痛而不去活動手指，進而造成手指關節僵硬。

　　一般而言，當按壓骨折部位不會有骨頭移動或疼痛產生時，
患者即可在關節可活動的角度內，進行一些主動的關節活動，以
避免僵硬及退化；若X光顯示下骨頭已癒合，則可由治療師或家
屬替患者做被動的關節活動動作，以及阻力運動的訓練。

　　◎患者可在家自行練習的手部骨折運動：

　　●夾衣夾運動：以曬衣夾夾積木、彈珠、衣架或毛巾上。

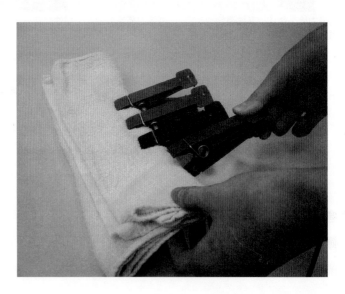

●**剪報紙運動**：將報紙捲成條狀（依患者能力決定報紙厚度），以剪刀將報紙剪成小段（右圖）。

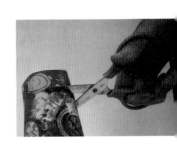

●**提水運動1.**：手臂平放在桌面上，手腕超出桌面，背側朝上，橫握一個裝水的寶特瓶（比照依患者能力決定瓶內水量），將手腕提起，維持數秒後放下休息，如此重複。

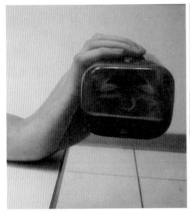 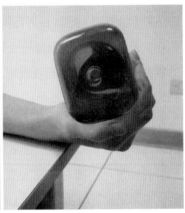

●**提水運動2.**：同前項，但改為腹側朝上（手心朝上）。

●**擰毛巾運動**：將毛巾泡水後，以雙手擰乾，如此重複（可依患者能力，決定毛巾的厚度）。

職能治療師：許怡婷

♡ **健康小叮嚀** ••••••••••••••••••••••••••••••

請視復原情況，量力而為。

沉默的骨頭殺手
─ 骨質疏鬆症的預防及保健

持之以恆治骨鬆，一生挺立好骨氣

項媽媽剛出爐的骨質密度報告（T-score＝–4.3），換算成FRAX（世界衛生組織骨折風險評估公式），輸入出生年月，相關病史及生活習慣選項及股骨頸T-score，跳出來的是怵目驚心的數據：10年主要骨鬆骨折率高達65%，10年髖骨骨折率高達33%。

項媽媽：「如果不是孫女堅持，其實只是一點腰痛，忍一忍就過去了，哪需這麼勞師動眾，做骨質密度檢查（DXA）？」類似的場景，不斷在醫院上演，直到患者發生嚴重骨折或失能時，才驚覺骨質疏鬆的症狀已相當嚴重。

中華民國骨質疏鬆症學會曾經調查，650位受檢民眾中，50歲以上婦女約380人，其中有七成以上，皆屬骨質疏鬆症狀中高危險族群，且大多數人對骨質疏鬆症認知不足。

其實骨質疏鬆是有跡可循的，像是有家族骨鬆史、曾經骨折、先天體型瘦小者、停經婦女、缺乏運動者、有抽菸喝酒習慣者、營養不均衡，或曾服用類固醇藥物3個月以上、罹患類風濕性關節炎，及50歲前切除卵巢未服用荷爾蒙補充劑等，都是骨質疏鬆症的高危險族群。

「預防骨折」是骨質疏鬆症最重要的治療目標。通常骨骼在30歲前就達到密度頂點，然後開始逐漸減少，如果新的骨頭

製造過慢，或者是舊的骨頭吸收速度太快，就會導致骨骼密度降低，骨折風險就會提高，年過35歲的朋友，別忘了定期做骨質密度檢測，當骨質密度介於-1到-2.5之間為骨質稀少；如果小於-2.5，或者已經發生髖關節或脊椎骨折，則診斷為骨質疏鬆症。

　　有些骨鬆患者，抱持消極態度，購買市面上的鈣補充保養品，以為這樣可以暫緩骨質流失速度，但這都是錯誤的觀念，不但浪費錢，又會延誤治療的黃金時間；事實上，這些高價保養品並不足以改善骨質疏鬆症的進程與減少骨折，只能用來作額外的輔助補充效果。

　　目前破骨抑制劑中為雙磷酸鹽類為最常被使用，依服用方式有分口服與針劑，口服為一週一次的FOSAMAX；針劑為三個月一次的BONVIA，及一年一劑的ACLASTA，多數藥物須由腎臟代謝。而同樣為破骨抑制劑，但與雙磷酸鹽類不同機轉的，為半年一劑的PROLIA，由於PROLIA在腎功能異常的病人使用之效能與安全性無虞，加上皮下注射方便，儼然成為新選擇。造骨促進劑，為需一天施打一次的FORTEO針劑。另外骨鬆的治療不僅要正確使用藥物，更重要的是規律用藥，以達到藥物治療效果。

彰化基督教醫院鹿基分院院長：杜思德

最好的處方箋
─ 慢性病患者的復健運動

慢性病患保健之道

　　台灣的老年人口已近達9%，且老化比例仍持續升高中，也因此，伴隨老化所帶來的慢性病問題與健康照護問題；近來已受到民眾高度的重視。尤其是慢性病的照護，除了藉由醫護人員的醫療外，病患本身也需要瞭解保健之道，並配合確實執行，才能活得健康又有品質。

◎茲簡述基本的健康概念及行為，提供慢性病友參考：

●**確實遵從醫囑服用藥物**：高血壓、高血脂、糖尿病等慢性疾病，目前醫學上只能控制病情，而無法治癒疾病。所以，確實的服藥，能控制這些疾病、避免併發症發生。

●**適當的飲食**：所謂病從口入，很多疾病皆是經由飲食不當或食物不潔而導致許多腸胃疾病，平日應該養成定時定量的飲食習慣。

●**適度的運動**：老年人常有骨質疏鬆或體力退化的問題，但並不表示老人就不需運動。相反的，老人更應該選擇適合的運動才能增進體力及免疫力，也才能避免老化加快。對一般人而言，專家建議應該一週運動3至5天，每次約20到30分鐘，每分鐘心跳須達120至130次左右，才有效果。然而老年人若有嚴重疾病患者，運動前應先諮詢醫師，選擇適合的運動再去作，否

則若運動過度，造成反效果，對身體的傷害性會更大。

● **戒除菸、酒、檳榔：**目前已有醫學證實，濫用這些物質會對身體造成的危害，甚至導致癌症。而且目前已有藥物可協助戒除菸癮。

● **養成良好生活作息，減少工作壓力：**現代人由於工作壓力大，容易導致生活緊張，且長期處於過重壓力下，容易造成許多身心症狀，並促使慢性病不易控制。所以，應適度的放鬆自己，養成早睡早起的習慣。

● **控制體重：**台灣生活富裕，加上歐美速食文化的引進，工作又以非勞動力居多，使得台灣人肥胖居多，近來肥胖現象甚至有年輕化趨勢。值得注意的是，肥胖會帶來許多的疾病，如：新陳代謝症候群、關節退化、心血管疾病、還有一些癌症等等。若能將體重控制在比較理想的範圍內，將能避免更多疾病的發生，也有益於慢性病的控制。

家庭醫學科主治醫師：王賢進

對不起，都是我太high了
─ 運動傷害造成之疾病及復健

路跑族伸展操─預防運動傷害

　　路跑活動的距離、難度不高，常吸引許多民眾參加，尤其初次參加活動的民眾，很容易因熱身不足，且急著跟大家快速的往前跑，造成膝蓋前內側疼痛，尤其在蹲下及站起來、上下樓梯就會感到疼痛，這可能罹患了路跑族常見的「髕骨股骨疼痛症候群」。

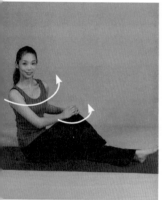

◎建議喜愛跑步民眾可做的伸展運動：

●**大腿外側肌群伸展**：坐在地上，右邊膝蓋彎曲約90度，且跨越左腳至外側，以雙手固定右邊膝蓋，再配合上半身向右旋轉（左圖上），使右大腿外側肌群感到緊繃感，可紓緩因大腿外側肌群太緊，導致髕骨與股骨間位置不正產生的不適與疼痛。

●**大腿前側肌群伸展**：在站姿下，右手扶一固定物後，注意身體需保持直立，左腳往後彎曲，可同時以左手握住腳踝往後，使腳跟儘量靠近屁股（左圖下），使大腿前側肌群有緊繃感，可紓緩因大腿前側肌群太緊，對髕骨產生的不正常壓力。

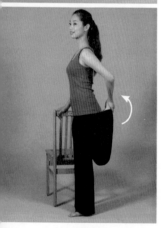

　　以上二項伸展運動，需視個人狀況，覺得有緊繃感即可維持30秒，反覆10次，並使兩腳交替伸展。

●**強化大腿內側肌群訓練：**

　　訓練1：在坐姿下，兩膝蓋間夾一毛巾捲，兩側膝蓋同時伸直，注意不可讓毛巾捲掉落（圖左），此動作需維持10秒鐘，重複20至30次。

　　訓練2：站姿，兩膝蓋間夾一毛巾捲，緩慢使膝蓋彎曲約60度，注意身體保持直立，不可讓毛巾捲掉落（圖右），此動作需維持15秒鐘，重複10至20次。

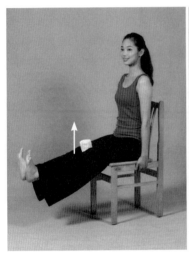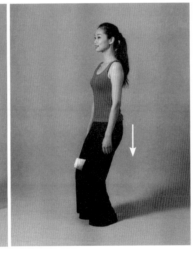

物理治療師：曾柏儒、黃睦升

♡ **健康小叮嚀** ••••••••••••••••••••••••••••

　因為各路跑場地的氣候、地形不一，建議能提早到路跑場地，至少30分鐘，以便作伸展運動與肌力強化訓練，並熟悉環境，減少運動傷害喔！

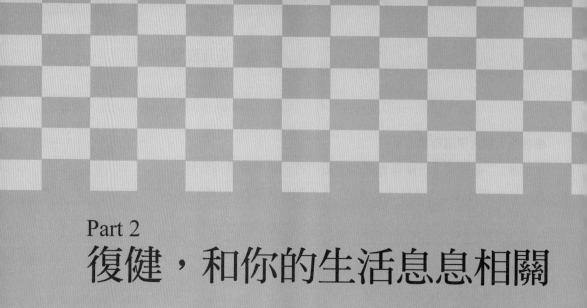

Part 2
復健，和你的生活息息相關

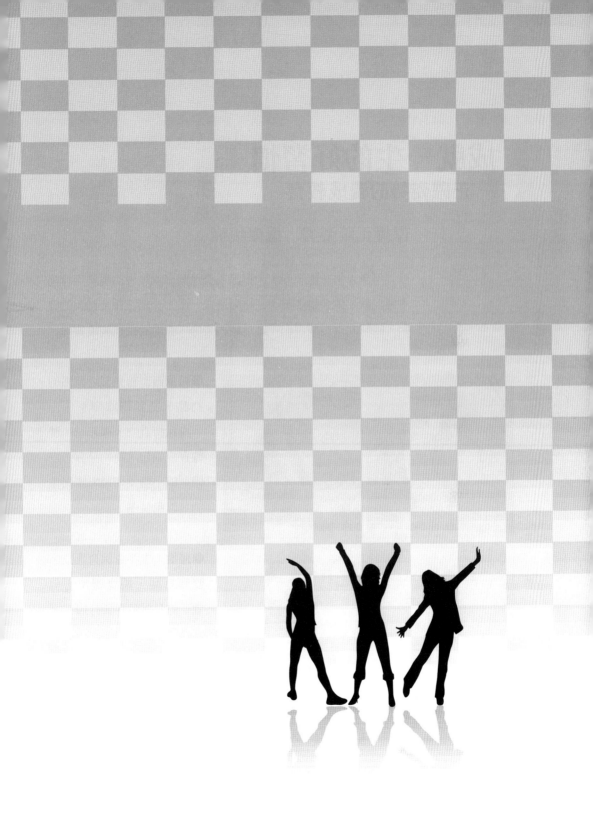

成就一生的好習慣
— 正確姿勢的養成教育

保持正確姿勢，遠離痠痛

　　不少人常在搬東西、大掃除或長途開車過後，出現腰痠背痛不適症狀，大多是姿勢不正確所造成。以下介紹正確及錯誤的姿勢，隨時記得提醒自己，避免錯誤姿勢，有助於遠離腰痠背痛。

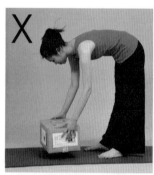 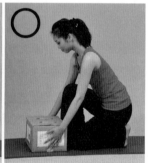

●**搬東西**：首先靠近要搬的物品，雙腳彎膝蹲下，上半身保持直立，搬起時，雙膝直立站起，將物品靠近身體並縮小腹；切忌彎腰搬重物，以免受傷。

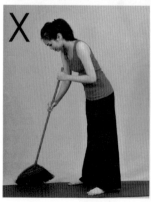 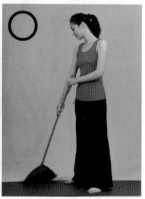

●**掃地**：上半身保持直立，雙腳打開，將身體重心放低，儘量避免彎腰打掃。

● **開車**：背部緊靠椅背，
頭部靠在頭墊（可在
腰、頸後墊個小枕頭或
毛巾捲），手肘微彎，
手握方向盤；避免姿勢
僵硬，疲勞易上身。

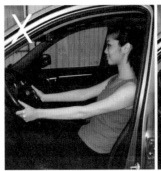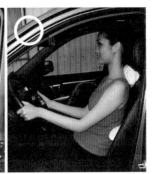

● **拿高物**：可利用板凳減
少高度，不要踮腳尖或
仰著伸長脖子及手。

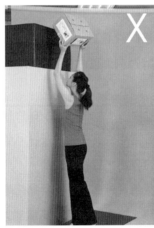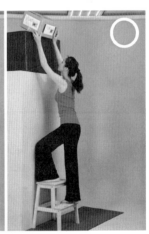

物理治療師：陳泓翔

♡ **健康小叮嚀** ·

當身體出現痠痛不舒服的感覺時，代表身體在跟你抗議了，因
此，應提醒自己，每隔20分鐘就變換姿勢，別讓不良的姿勢
帶給身體過多的壓力！一旦持續出現痠痛或不舒服，應立即尋
求專業醫療人員診察治療。

街舞小子噩夢事件簿
— 骨折、扭傷傻傻分不清楚

舟狀骨骨折，誤認扭傷；
街舞小子差點骨頭壞死

　　愛跳街舞的小鄭，一次撐地扭身旋轉身子，手腕落地的剎那，傳來一陣劇痛，他以為是「腕扭傷」，先求助於推拿師，自行敷草藥膏治療，但疼痛的症狀久久不癒，輾轉至骨科檢查，才發現是舟狀骨骨折，因骨折處不癒合，甚至出現骨頭缺血性壞死，導致腕關節產生廣泛性創傷性關節炎，帶來更嚴重的後遺症。

　　因外傷所導致的慢性手腕疼痛患者當中，有一部份是屬於腕骨骨折後遺症，其中又以舟狀骨骨折最為常見，患者初期常未警覺骨折的發生，致延誤治療。

　　在台灣，外傷性手腕疼痛患者，受傷原因大多是騎乘機車意外跌落時，以手肘伸直手腕掌部直接撐地所造成，此一姿勢是造成舟狀骨骨折的主要原因。

　　手腕骨由8塊小骨頭所組成，分為前後二排，負責手腕前後左右活動，舟狀骨剛好位於前後排的橈側，限制手腕過度活動，所以一旦手腕背屈撐地，集中效應的結果，常導致舟狀骨受傷。

　　舟狀骨骨折之分類，一種是以解剖位置分類，分為遠端、中段、近端骨折，其中以中段部位骨折最常見；另一種則是以骨折穩定性為分類，穩定性骨折主要定義為未移位且未變形之骨折，

不穩定性骨折則指已移位且變形之骨折。

舟狀骨骨折，若未及早發現並給予適切、固定治療，往往會產生骨折不癒合，或是骨頭缺血性壞死，其原因乃是因為舟狀骨之血液供給，主要是由淺橈動脈的背側分枝，由舟狀骨遠端至近端提供血液循環，一旦舟狀骨發生骨折，血液循環供應將會遭受阻斷，因此及早診斷出舟狀骨骨折，並給予治療是相當重要的。

若能及早發現舟狀骨骨折，及早給予石膏固定或開刀復位合併鋼釘固定，即可減少舟狀骨骨折不癒合及缺血性壞死的機會，避免腕部產生難以處理之創傷性腕關節炎。

但若延誤治療，致產生上述後遺症，此時病情已趨於嚴重，須採取手術切除近端掌骨，或是施以腕關節固定術，將使腕關節活動度受限，並使得腕力減低。要提醒的是，手腕處的疼痛原因多且複雜，及早就醫，尋求正確診斷，才能避免病情惡化。

骨科主治醫師：王偉勛

用錢買不到的健康
─ 職業傷害的預防及復健運動

下背痛是常見的職業傷害
保健伸展操─自我保健最實在

　　經濟不景氣，加上通貨膨脹，許多人選擇加班，增加自己的工作績效，或是兼差，成為新打工族，以增加收入，對抗鈔票變小的事實；但沈重的工作時間和工作量，往往超過身體所能負荷，成了職業傷害的新族群，其中又以久站、久坐，及搬取重物所產生的下背痛最為常見。

◎**工作中，要避免造成下背痛，須注意：**
●改善工作環境，避免不正確或奇怪的工作姿勢，例如應避免彎腰搬取重物及高重複性的動作。
●工作期間安排適當的休息次數，適當的伸展與放鬆身體。
●衡量自身能力，分次完成工作，勿超出身體所能負荷。
●維持良好的體適能，建立自我保護機制。
●適當利用輔助用具，如背架、護腰、護腕、護膝等。

◎以下伸展運動，是避免下背痛的自我保養妙招：
●**伏地伸展腰**：俯臥腰部放鬆，以雙手撐起上半身5秒，反覆10次，給予腰椎伸展放鬆；如果手臂力量不足，可先屈肘撐起。
●**盤膝屈腰轉乾坤**：跪趴姿，雙膝交叉，往後方坐下牽拉5秒，

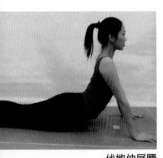

伏地伸展腰

反覆10次後，雙膝前後位置應交替以牽拉對側，伸展放鬆骨
盆周圍及大腿後外側肌群（右圖上）。

●**睡臥枕薦好放鬆：**睡前平躺將枕頭放置於薦椎坐骨下方，平躺
5~10分鐘後再將臀部抬起，移除枕頭，此動作可牽拉放鬆骨
盆及大腿前側肌群（右圖下）。

●**使用客製化背架：**讓個人化輔具成為你的工作好幫手，量身塑
型，維持良好腰椎曲線，美觀不易位移，給予腰椎第四、五節
好的支撐性，減輕背痛及工作負荷。

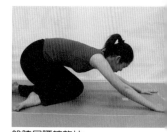

盤膝屈腰轉乾坤

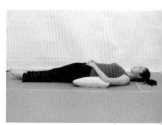

睡臥枕薦好放鬆

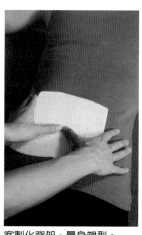
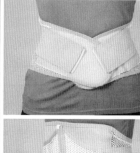
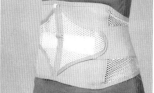
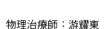

客製化背架，量身塑型。

物理治療師：游耀東

♡ **健康小叮嚀** •

以上自我牽拉運動，適合初期及輕微背痛症狀之預防，如果為
急性或長期背痛，須洽復健科或骨科門診，給予適當的診斷治
療與復健運動處方。

BYE！BYE！痠痛
一壓力造成的痠痛及保健方式

壓力一自我警覺與調適

　　現今社會流行一句話：「什麼都漲，只有薪水不漲」。因此獲得一份較高薪的工作變成是一件很重要的事。但現在想要應徵工作幾乎都要考試，例如公務人員、教師、英檢等等，還有莘莘學子的大考。各式各樣的考試，隨之而來的壓力，必然充斥著每個角落。

　　「壓力」本來是促使人類進步的重要原動力，然而過多的壓力卻會對人類身心健康造成很大的問題。因此，了解人類承受壓力的反應，是壓力管理的第一要件。這些反應包括情緒、身體、行為三個層面。

情緒的反應	焦慮、緊張、挫折與憤怒、退縮與憂鬱、與人隔離與疏遠，或者容易與人起衝突、人際關係緊張及注意力不集中。
身體的反應	血壓增高、胃腸不適（拉肚子、便秘）、身體容易疲累、記憶力變差、冒汗、頭痛、失眠及頸部僵硬等。
行為的反應	生活習慣改變、無法做決定、逃避工作、工作效能下降、暴飲暴食或相反的食慾減退導致體重減輕、酒精與藥物的使用與濫用、容易生氣、破壞物品等。

　　若任由上述的症狀發展，很容易進展到精神疾病包括憂鬱症、焦慮症以及睡眠疾患等，甚至出現自殺的舉動，徒留遺憾。

如何因應壓力

　　首先，先找出壓力源，想辦法去改變它。可用的方式包括改變生活型態及良好健康行為、克服非理性思考、漸進式肌肉放鬆法、腹式呼吸、生理回饋、運用行為改變技術、運動、靜坐、芳香療法、按摩等等。

　　比如說面對考試，我們多少會有一些非理性的想法，把考試的結果誇大，彷彿考試失敗後，人生再也沒有希望。

　　俗語說「留得青山在，不怕沒材燒」，至少，我們必須避免身心健康因為這個考試而變糟，規律的生活，適度的休息及運動，及配合一些放鬆的技巧，便可以讓壓力減輕。

◎下面簡單介紹兩種常用的放鬆技巧：

●漸進式肌肉放鬆法

　　可以從頭到腳或者從腳到頭，將身體每一個肌肉依序以這樣的方式進行放鬆：

　　首先，拉緊肌肉約5至7秒，但勿緊到使自己受傷；緊張部份的練習，特別注意緊張的感受。

　　接下來，慢慢地放鬆肌肉約15至20秒，放鬆部份的練習，讓自己感覺精神和身體一樣鬆弛下來，享受舒緩的感覺；加點想像會更好，譬如墾丁的沙灘、陽光，腦子裡千萬不要出現考試的影像。

最後，分辨並感覺肌肉分別處於緊張狀態與放鬆狀態時的差別，找出屬於自己個人體驗放鬆後所產生的感覺：例如，熱熱的、輕飄飄等等。

●腹式呼吸

　　找個舒服的位置，或坐或躺，一手放在腹部，一手放在胸部，由鼻子吸氣，嘴巴吐氣，注意下腹部的手隨著呼吸起伏，想像胸腹之間的橫隔膜，吸氣時，將橫隔膜往下，胸部及腹部自然擴張，氣體流入胸腔，吐氣速度越慢越好。

　　每天練習3至5分鐘，進食後30分鐘內不要練習，莫待焦慮、緊張、生氣才用，應該從平常練起。

　　除了練習放鬆的技巧以外，必須要培養生命的廣度，不要把自己的人生看得那麼狹隘。

　　如果真的已經生病了，還是要尋求醫師的幫助。

精神科主治醫師：李謙益

你暖身了沒？
— 運動前後不可不知的事

健走運動有撇步—熱身最重要

　　全家相偕出遊，戶外健行是最省錢的健身法；但別以為健行只是走路而已，若不得要領，仍會造成腰部及膝關節疼痛，不可不小心。

　　持續健走的好處很多，像是降低體脂肪，遠離代謝症候群；預防骨鬆；增加心肺功能及強化身體機能等。

◎健走運動的基本姿勢：
●抬頭挺胸，眼睛水平直視。
●腹肌用力，維持內收（用以穩定軀幹，預防背痛）。
●背挺直，昂首闊步。
●肩部放鬆，雙手擺動幅度加大。
●雙腳邁開步伐，腳跟先著地。
●速度較一般步行快，約每分鐘80至100步。維持30至50分鐘，以達到有氧運動的目的。

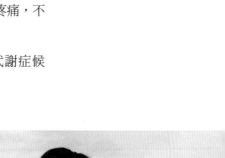

◎運動前、後的紓緩及牽拉運動：
●左右旋膝：雙膝微屈，左右各緩慢繞行5圈（右圖）。

●**下肢全面伸展**：依序進行大腿前側牽張（圖左）、大腿外側
牽張、大腿後側壓腿牽張、大腿內側牽張（圖右），將腿部前
後及內外側肌肉群，緩慢牽張，左右交換，動作維持20至30
秒。

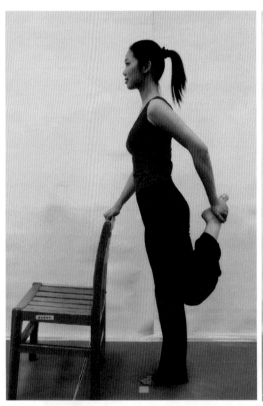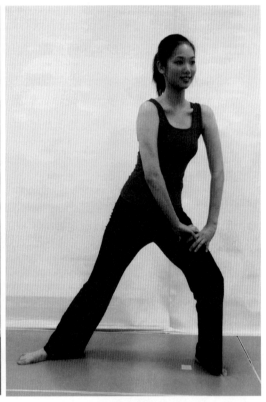

●**屈體背側牽張**（右頁圖左）及**軀幹旋轉手後伸**（右頁圖
右）：放鬆腰部及上背部的軀幹肌群，動作宜緩慢伸張維持5
秒，可反覆2至3次，如有不適勿勉強執行。

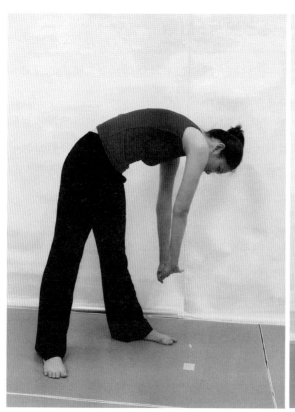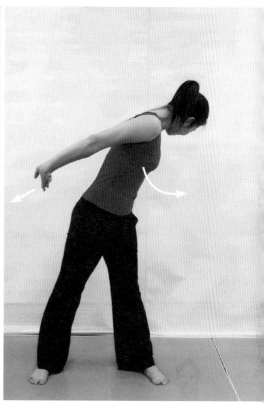

物理治療師：游耀東

♡ **健康小叮嚀** ‧‧

剛開始嘗試健行運動的民眾，需量力而為，有膝關節疼痛或退
化者，需穿戴適當護具；有下背疼痛情形的民眾，腹肌收縮及
背部正確姿勢的維持就相形重要。運動後如產生痠痛症狀，或
膝關節疼痛超過三天未緩解，應至復健科或骨科門診，進行適
當的診斷及治療。

地板街舞—莫忘熱身5招數

　　地板街舞是一種挑戰人體極限，且運用到全身肌肉的運動。根據統計，重複受傷的比率高達77％。

　　造成傷害的原因，除了練習場地不良之外，以熱身不足與缺乏輔具保護居多，受傷部位則以承重關節的腳踝、手腕最常發生。預防勝於治療，足夠的熱身與肌力訓練，才可降低受傷的機會。

●**手腕熱身運動**：雙手呈握拳狀，但不需握緊，手腕先做順時針旋轉，再換逆時針方向（圖左）。

●**手腕伸展運動**：右手以虎口環扣左手腕，並將左手腕關節往反方向牽引，以增加關節腔的空間；動作完成後，兩手交換實施（圖右）。

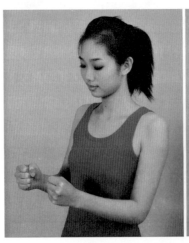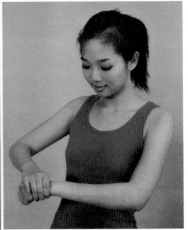

●以上兩個運動每回重複做10次，依個別需求可做3至5回，透
　過這兩項運動，可以讓手腕的韌帶達到放鬆的效果。

●**手腕肌力訓練**：手臂平放在桌面上，手腕垂出桌面，手背朝
　上，橫握一個裝1/2，或1/3瓶水的寶特瓶，手腕往後，將寶特
　瓶提起，維持5至10秒後，放下休息，可視個別需求，增減水
　量及重複的次數。

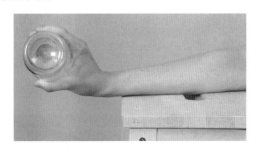

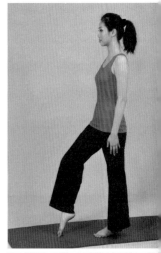

●**腳踝放鬆運動**：右腳腳尖著地，腳踝做順時針旋轉，再換逆時
　針方向旋轉，至少各10次；再換左腳，讓腳踝韌帶達到伸展
　的效果，減少扭傷的機會（右圖上）。

●**腳踝伸展運動**：腳掌站在階梯上，腳跟懸空，讓身體重量自
　然向下放鬆，維持5至10秒，重複10次，可伸展阿基里斯肌腱
　（右圖下）。

物理治療師：黃睦升、蔡嘉恩

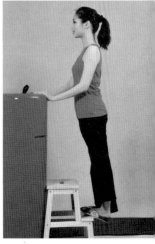

♡ **健康小叮嚀** ••••••••••••••••••••••

　街舞固然可達到全身肌肉運動，但不適當的熱身與技巧，將導
　致運動傷害。地板街舞的舞者應多加強手腕和腳踝的熱身，以
　預防扭傷；若發生運動傷害，應儘速就醫，及早給予正確的處
　置。

肥胖是萬病之源
── 減重的正確觀念及方式

減肥法百百種，勿亂試。
找出肥胖主因，對症下藥

　　減重諮詢門診常碰到一些試過各種方法減肥的人，只要有人推薦，他們便勇於嘗試，不願放棄任何一種有機會讓自己瘦下來的方法，通常我稱呼他們為「神農氏」，所謂「神農嚐百草」，而醫院減重門診不過是他們嘗試的一棵草。

　　遇到這類個案，我會用盡心思建立他們對減重的信心，希望他們繼續與我保持聯繫，為的就是深怕他們離開後又遍嚐百草，那一天嚐到毒草，「壯志未酬身先卒」，豈不哀哉！

　　其實大家都知道，正確的減重方法不外是：行為改變、飲食控制、運動等方法，其中，藥物減肥只是達到目標的一個工具，若不知自己發胖的原因，只是一味吃藥，等藥一停，體重便慢慢回升，溜溜球效應就此形成，來回減重幾次，減肥難度越來越高，又豈是當初所欲見的呢！

◎**門診中一般常見的幾項發胖行為：**

● 吃消夜嗎？吃消夜，沒人瘦得下來。

● 有無集中進食習慣，每天只吃1至2餐？改吃3餐吧！吃的餐次越少，身體吸收率越高，越容易轉變成脂肪堆積；日本的相撲選手就是一天只吃一餐養胖的；不信的話，你可以試看看！

●是家裡的垃圾桶嗎？不到20元的剩菜，換來一身肥肉和難以
　計算的精神、金錢損失，值得嗎？

●喝飲料嗎？改喝白開水吧，既經濟又健康，何樂不為。

●吃零食嗎？

●懶的動？吃飽睡、睡飽吃？好逸惡勞者，當心肥胖就在你身
　邊。

●意志不堅定，無法控制食慾嗎？勸你找個監督者，時時提醒你
　要減肥，或者乾脆昭告天下，讓眾人來治你。

●吃東西速度太快？吃得快，會吃得多；吃得慢，會吃得少，這
　是有學理根據的，不用懷疑。

●吃飯常拌湯汁嗎？香噴噴油膩膩的飯，保證你一天比一天胖。

●你到底知不知道自己一天該吃多少？請找專業營養師幫你設計
　減重菜單，以免誤入歧途。

營養師：陳紋慧

玩出好體態
― 活用彼拉提斯好處多

彈力球，玩出好體態

　　時下流行的彼拉提斯，是解決肌肉痠痛的好幫手，配合著深呼吸，肢體規律的伸展，腰部順著脊椎一節一節往上抬，透過身體溫和的律動，達到肢體動作的控制力。

　　藉由彼拉提斯學會掌控肢體的動作後，可進階練習調整體態的運動，矯正彎腰駝背的不良姿勢，達到緊實腹肌、強化心肺功能等效果。

　　以下示範利用彈力球鍛鍊腹部線條的球上架橋運動，若無彈力球，可以枕頭墊高代替。

●**步驟1**：仰臥平躺，雙腳置於彈力球上，雙手平放於兩側，吸　氣準備。

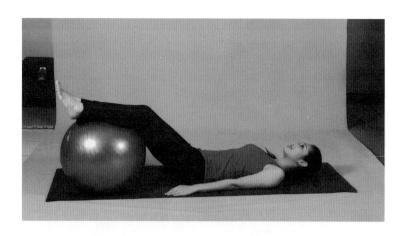

●**步驟2**：吐氣同時將肚臍往上往內縮，從尾椎順著一節一節往上抬離地面，直到力量停在肩膀上，身體呈一直線，注意臀部勿往下掉、肚子及胸部不可往上隆起，吸氣準備。然後再緩慢吐氣，讓肩膀、脊椎一節一節、臀部依序放回來。

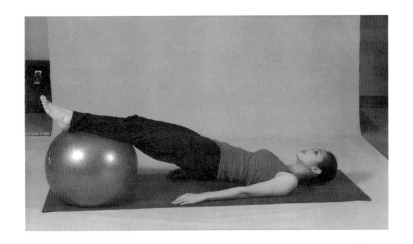

物理治療師：黃睦升

♡ **健康小叮嚀** ●●●●●●●●●●●●●●●●●●●●●●●●●●●●●●●●

以上運動，每回重複6至10次。運動時，記得保持呼吸，勿憋氣。

誰說Wii不能這樣用
— 用Wii做復健及其注意事項

中風患者玩Wii，復健不再呆板無趣

　　許多人都體驗過Wii帶來的歡樂，中風復健一樣能Wii得人生，增進身體健康和生活色彩。

　　自民國73年起，中風，便一直是國人十大死亡原因之一。未造成死亡的中風患者，在急性期過後，通常會併發半側偏癱、半側忽略、智力及記憶力衰退等症狀，造成患者喪失日常生活自我照顧能力、生活品質下降、自信心及情緒低落等問題，患者的休閒生活也嚴重受到影響。

　　中風患者因半側偏癱問題，身體的患側較無法活動自如，因此，玩Wii時，健側（沒有受到中風影響的該側）扮演非常重要的角色，健側手可幫助患側手，做出甩動或擺動的動作，也就是雙手一起玩Wii，如此中風患者便能參與其中。

　　若患側手沒有自主動作，可用上肢固定護具固定手肘，以及用彈性繃帶固定住Wii的遙控器（右頁圖左），讓患側手固定在一適當的擺位，即可，在治療師協助及指導下，練習正確的動作（右頁圖右）。

　　若患側有些許的自主動作，如患者的肩膀可做出聳肩及往前後擺動的動作，以及手肘可做出彎曲及伸直的動作，則可嘗試讓患側單獨玩Wii；也可以讓兩位以上的患者，同時進行團體活動，增進患者與他人互動的機會，進而提升成就感與歸屬感。患

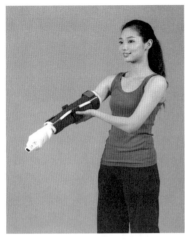 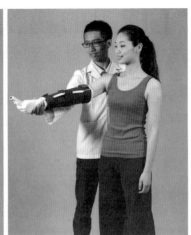

者家屬亦可陪同活動，增加親職互動。

　　中風患者玩Wii，例如患側在右手的患者玩Wii sport的網球運動時，若遇到反手拍的球，軀幹必須旋轉到左側反擊球，這時，患側手跨過身體中線往左側擺動，並往前揮拍，更可促進軀幹的兩側動作協調，及增進動態的站姿平衡。

職能治療師：劉凱茹

♡ 健康小叮嚀 ••••••••••••••••••••••••••••••••

　　若患者的動態站姿平衡不佳，即上半身做動作或走路時，有跌倒之虞，而其動態坐姿平衡尚佳，即坐在椅子上旋轉或擺動身體時，無摔落的危險，則可讓患者坐在有靠背的椅子玩Wii，即可避免失去平衡而跌倒。

陳太太不能說的祕密
― 用凱格爾運動改善骨盆鬆弛

婦女性福操―凱格爾氏運動，改善骨盆鬆弛

尿失禁或骨盆鬆弛的病患，在做完凱格爾氏運動的療程後，有三至八成的尿失禁症狀可以獲得改善，也能提高夫妻間的「性福指數」。

陳姓婦人在懷孕第一胎後期，每每咳嗽、打噴嚏時，尿液即不由自主的漏出，造成日常生活極大的困擾，且生產後，這種症狀更加明顯，連跑步或大笑都會漏尿，因此不太敢出門，且因產後陰道鬆弛，也造成性生活的障礙。

據統計，有30%以上婦女，有程度不等的尿失禁症狀，而造成尿失禁的原因中，骨盆腔肌肉的鬆弛，可能是最重要的因素。

一般來說，嚴重的尿失禁和骨盆鬆弛，必須接受外科手術治療，但對於中度和輕度的尿失禁和骨盆鬆弛，則可以藉由骨盆底肌肉運動（凱格爾氏運動），來達到改善的效果。

骨盆底部肌肉與其他肌肉一樣，運動能使它強壯，早在1948年婦產科醫師凱格爾，就提出了以骨盆底肌肉訓練來取代手術，此即有名的「凱格爾骨盆底肌肉收縮運動」，這種骨盆肌肉復健運動的目標，就是在強化骨盆肌肉強度，將下墜的骨盆器官如陰道、子宮、尿道、肛門，支撐回復到原來的生理位置，以改善尿失禁、大便失禁及陰道鬆弛的症狀。

骨盆底部的肌肉群中，最重要的是恥骨尾肌，簡稱為PC肌

肉群，也有人稱為「愛的肌肉群」，如果有堅強的PC肌肉群，就能享受非常美滿的性反應。

如何找到這條正確的肌肉而加以強化訓練呢？最簡單的動作，是在馬桶上練習排尿煞車的動作，如此可體會骨盆底肌肉的位置，並感覺到骨盆肌肉的收縮；另外，也可以半躺的姿勢，將手指頭放入陰道裡嘗試收縮陰道的動作，如果感覺手指是被夾緊的，且有被上提的感覺，應該就是做對了。

運動時要特別注意，當緊縮骨盆肌肉時，不要使用到其他肌肉，例如緊縮腹部、腳或腿，因為若憋氣或用力不當，反而會造成反效果！做正確的骨盆底肌肉運動時，可感受到肛門和陰道周圍都會往內收縮，肛門、陰道有被往前向上拉起來的感覺，收縮後，維持3秒以上再放鬆。

一般建議每天做4回，每回5至10分鐘，每次的收縮從3秒逐漸增加到10秒，再放鬆3至5秒，或是每天做收縮與放鬆120次至200次，每一個訓練療程為12週或3個月，當做完一個療程，可以每天再持續練習收縮到12下，以維持較長的療效。

根據文獻報告，尿失禁或骨盆鬆弛的病人，做完一個療程的凱格爾運動後，有30%至80%的尿失禁症狀可以獲得改善，同時，由骨盆底鬆弛所引起的下墜感和下腹痛症狀，也會消失。

凱格爾運動是一種簡單、易學且確實有效的運動，不論坐著、躺著或站著，隨時隨地都可做，若能配合生理回饋訓練，可達到更好的效果。透過這種骨盆底肌肉的訓練，不僅能預防改善尿失禁、骨盆鬆弛的症狀，還能增進夫妻間的「性福」指數！

婦產科主治醫師：孫茂榮

加強下肢肌力與平衡
─ 可降低跌倒發生率

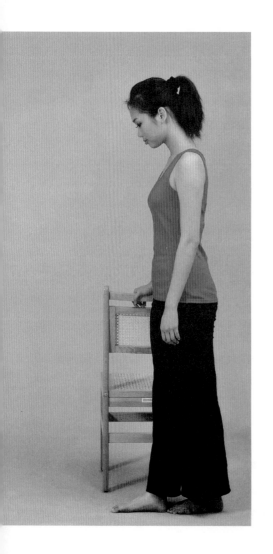

一名年長者在做手部復健時，納悶地問：「為什麼我只是不小心滑倒，手去撐地，結果手腕就骨折了？」事實是，年長者是罹患骨質疏鬆症的高危險群，早期的骨質疏鬆症並不會有明顯症狀，往往都是意外跌倒，造成骨折就醫時才發現。

因此，年長者平時保健的重要的課題之一就是要預防跌倒，除了要注意居家環境安全，充足的照明，有安全扶手及防滑地板之外，加強下肢的肌力訓練及平衡訓練，也可降低發生跌倒的機率。

◎以下運動，可利用平時多加練習：

●直線走：利用直線，腳跟接腳尖走直線（若是平衡感較差，先從較寬的直線練習，再逐漸變窄，增加困難度），行走步伐由較大步伐逐漸縮短到兩腳相接觸，練習時可利用牆壁或是扶手，增加穩定度。

●**單腳站：**雙手扶著椅背增加穩定度，先單腳站立，保持身體直
　　立，緩緩微蹲，維持3至5秒後，恢復直立姿勢，重複操作3至
　　5分鐘後，換腳執行。

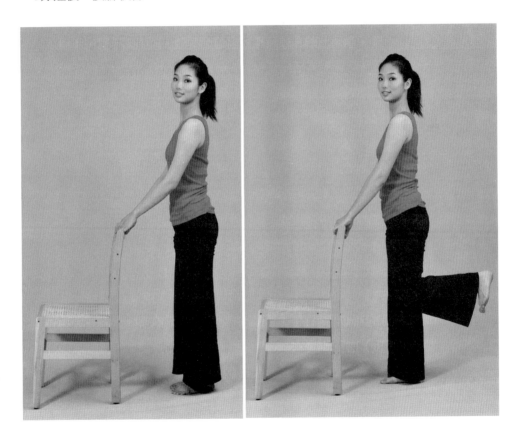

●踮腳運動：同上個動作的姿勢，先踮腳尖維持3至5秒鐘後，緩緩放下，換腳掌翹高的動作維持3至5秒鐘，兩個動作交替，做3至5分鐘。

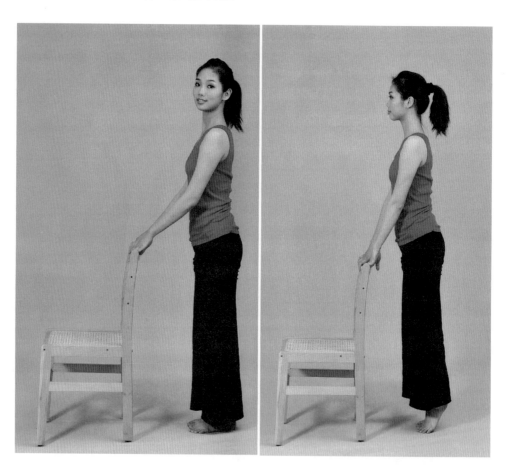

　　以上單腳站及踮腳運動，也可只扶單手或完全不倚靠椅子來增加平衡的困難度喔！

●**登階運動：**單手扶著椅背，利用矮凳或是階梯，先右腳起始動
作，右腳上階梯，左腳上階梯，右腳下階梯，左腳下階梯，做
3至5分鐘後，換左腳起始動作；亦可上階梯右腳先，下階梯
左腳先，做不同的變化，訓練不同的肌肉群。

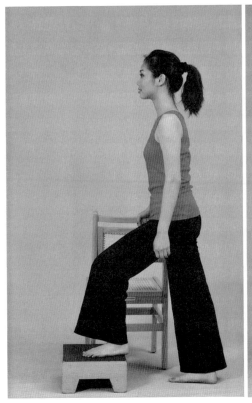
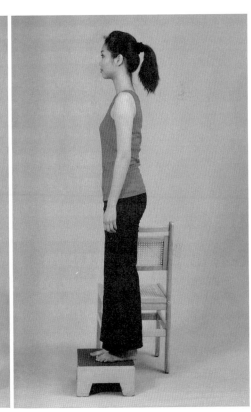

●**側登階運動：**單手扶著椅背，利用矮凳或是階梯，從側邊登
階，右上、左上，左下、右下，做3至5分鐘後換邊執行。以

上登階運動也可完全不倚靠椅子來增加平衡的困難度喔！

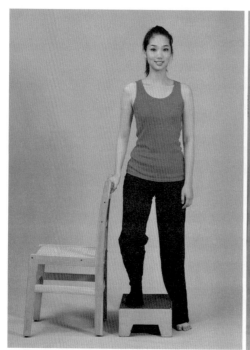
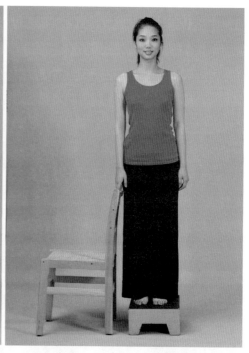

物理治療師：黃巧雲、趙涵芩

♡ 健康小叮嚀 •

運動量依照個人狀況而有所不同，以上運動在執行過程中，有
任何的不舒服或是疲累，都需做適當的休息；若建議的運動量
做完後，仍覺得遊刃有餘，亦可適度增加運動的時間或強度。

Part 3
家庭保健箱

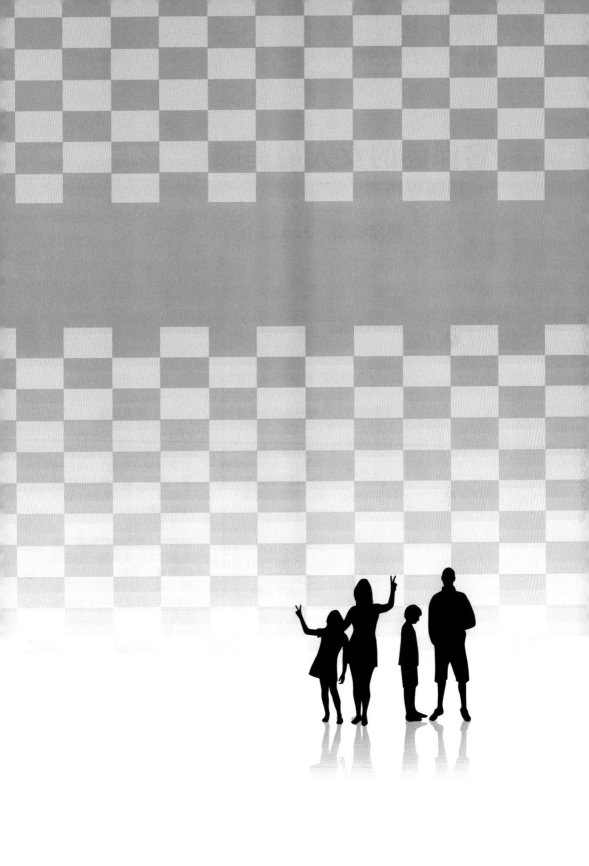

會保健的女人最美麗
— 媽媽專用

健康媽媽—Just do it.

　　還在煩惱母親節該如何向母親表達心意嗎？想要維持媽咪的健康，除了注重飲食和生活習慣，適度的營養保健，有助媽咪健康和常保丰采。

◎以下是不同年齡層媽咪們常見的困擾，以及保健秘笈：

年齡階段	常見困擾及保健秘笈	飲食建議
20至45歲	生育年齡的媽咪，為活絡氣血、生育健康寶寶，應多攝取富含鐵、鈣、葉酸的食物。	每日350至500cc牛奶，深綠色蔬菜每日1.5至2碗，以全麥製品取代1/2精緻穀類，瘦肉、豬（鴨）血等補充鐵質，且應戒除菸、酒、咖啡因飲料。
45至55歲	為改善更年期不適症狀，此階段媽咪宜補充女性荷爾蒙，可攝取富含鈣質與植物雌激素食物。	以黃豆、豆漿等豆製品（含豐富的大豆異黃酮一即植物雌激素）取代部分肉類，脫（低）脂奶每日350至500cc，並避免酒精、咖啡因及辛辣食物。
65歲以上	老年期的媽咪，為防細紋保青春，延緩老化，可多攝取富含維生素C、抗氧化的食物。	多攝取富含維生素C的水果，如：芭樂、番茄、柑橘類、奇異果等，深綠色蔬菜每日1碗半至2碗。避免濃茶、咖啡因飲料。

◎媽咪如果有骨質疏鬆、泌尿道感染、容易暈眩等問題，可參考以下建議，並向醫師諮詢後，採行適合自己的方法，進行平日保健。

身體狀況	保健秘笈	建議的保健食品
罹患骨質疏鬆症	攝取足夠鈣質、維他命D，同時限制含咖啡因飲品，少鹽、保持負重運動，並享受陽光，每日曬太陽至少10至15分鐘，以促進體內維他命D生成。	含鈣質、維他命D保健食品。含豐富鈣質的食物：首選為乳製品（牛乳、羊乳、優酪乳、優格）、魚乾、豆製品；其次是深綠色蔬菜。
常復發泌尿道感染	多喝水1500cc至2000cc，不憋尿。	濃縮蔓越莓保健品。
臉色蒼白、突然站起來會暈眩	宜攝取含鐵量較高的食物，首選為豬血、鴨血、瘦肉、肝臟類；其次是深綠色蔬菜。	強化鐵、葉酸的綜合維他命。
身體老化跡象日趨明顯	應攝取足夠蛋白質與維生素B群，脫脂奶、豆漿、全穀類是首選食物。	每天須攝取足夠蔬果（1.5碗以上蔬菜＋2個拳頭大的水果），以補充抗氧化劑及植物。

營養師：陳紋慧

跌不得啊！爺爺奶奶
― 銀髮族專用

跌一跤，跌出一堆問題
―骨質疏鬆症的危險因子

隨著年齡的增加，或是體內荷爾蒙的改變，骨質會逐漸流失，並造成骨組織微細結構破壞，進而導致骨質脆弱，無法承受負荷，增加骨折機會。

跌倒―是造成老人骨折的最大因素。根據美國疾病控制與預防中心統計，每年平均有超過220萬老人因跌倒而送醫，所花費的醫療費用與相關社會成本超過280億美金。

值得注意的是，跌倒的地點有超過六成是在家中發生，特別是廁所。因跌倒所造成的骨折傷害包括脊椎骨折、髖部骨折與腕關節骨折，其中，尤以脊椎骨折最多，約佔一半。

髖部骨折發生率雖較低，但根據骨科醫學會統計，髖部骨折患者，一年內死亡率約為30%，且隨年齡增加而升高，而男性為女性的2至3倍。即使手術後，也有高達七成患者，必須終其一生依賴助行器（枴杖、輪椅等），甚至完全無法站立。

據統計，台灣1年約花費90億元在髖部骨折的相關項目上，且正以每年累計5%的比例，逐年增加當中，嚴重耗費醫療資源。

髖部骨折是可以事前預防！普遍來說，50歲以上的婦女有一處或多處脊椎骨折的比率大約為20%至25%，根據中華民國骨

質疏鬆症學會出版的《台灣婦女骨質疏鬆症防治指引》，下列各
項為骨鬆性骨折之危險因子：

●父母曾患有因骨質疏鬆症引發的骨折。

●體重輕於同年齡的第25百分位者（或BMI<20kg/m²）

●成年期的骨折（未含手腳指、臉骨、顱骨等骨折）。

●40歲以前停經。

●生育年齡中，曾有累積達2年以上的無經期。

●使用類固醇（相當於每日大於5mg prednisolone）累積6個月
　以上。

●失智症已有行動不正常者。

●甲狀腺機能亢進1年以上者。

●副甲狀腺機能亢進病史者。

●肝硬化患者。

●雙眼視力不良者（雙眼只可校正至0.1以下）。

●長期抽菸或喝酒者。

●類風濕性關節炎患者。

骨科主治醫師：于振東

老天啊！請給我一個健康寶寶
─ 新手媽咪專用

避免新生兒早發型感染，
最好做乙型鏈球菌篩檢

⋯⋯⋯⋯⋯⋯⋯⋯⋯⋯⋯⋯⋯⋯

一名心急的媽媽在網路上分享她慘痛的生產經驗，指剛出生的寶寶，因呼吸急促被送進加護病房插管，最後確認乙型鏈球菌（GBS）感染是致病元凶。

1970年代，乙型鏈球菌感染是美國新生兒罹病和死亡的首要因素；1996年，美國疾病管制局正式建議，高危險的孕婦應給予預防性抗生素；至2002年，美國將乙型鏈球菌感染正式列為必要的產檢項目，讓新生兒感染乙型鏈球菌人數大幅降低。

在台灣，乙型鏈球菌在婦女陰道的定殖率約4%，但在婦女懷孕時則相當常見，懷孕23週至26週的婦女，統計上約有20%（10%至35%）可以在陰道中培養出該菌。

帶有乙型鏈球菌媽媽所生的新生兒，約有半數可以培養出這種細菌，新生兒因急性感染敗血症死亡的病例中，可能有1/3是因為這種細菌。

新生兒感染乙型鏈球菌，造成新生兒敗血症的發生率約為2/1000至3/1000，其死亡率可能高達50%以上。

這種細菌可能造成流產、早產、早期破水、羊膜腔炎、產後感染；胎兒及新生兒感染則會導致敗血症、腦膜炎、肺炎。

早發型感染係生產時，胎兒通過產道受到感染，若在出生後

7天內就發病，通常會出現敗血症；另一類型為晚發性感染（出生後7天以上才發病），感染途徑不明。

在國內，國健局將免費補助懷孕婦女妊娠滿35週至未達38週前，提供一次乙型鏈球菌篩檢（每人次補助500元），建議孕婦懷孕35至37週時，或是未滿37週但有早產宮縮或早期破水等現象而有早產之虞時，應接受陰道及肛門乙型鏈球菌的例行篩檢，若發現帶菌呈現陽性，須於有產兆或待產時，給予抗生素治療，可避免新生兒的感染。

至於晚發性感染，可能與環境污染有關，所以新生兒媽媽要注意良好衛生習慣及環境的清潔與消毒，才能給寶寶健康的成長環境。

婦產科主治醫師：廖學俊

老闆，叫我Superman！
─ 上班族專用

再忙也要動一動，消除痠痛

　　怕裁員、擔心失業，是否讓你在工作崗位上《一ㄥ得很緊？長期姿勢不正，會使得身體肌肉處於不平衡的狀態，時間一久，肩頸痠痛如影隨形。

◎賣力工作的同時，做做以下運動，放鬆一下，有助改善痠痛：

●擴胸運動：雙手打開呈交錯，一手掌心朝身體前方，另一手的掌心朝後，狀似斜直線，將雙手往後拉，同時配合吸氣（圖左）。吐氣時，將雙手放回胸前，重複10次後，左右手交換上下位置，連續做10次。

●頸側彎運動：往左側彎時，右手手指放在左邊的頸與肩交接處，往右下方壓，而左手在右邊的耳朵，將頭往左側彎（圖右），重複10次，動作過程不用停留；右側彎時，則左右手位置對調。

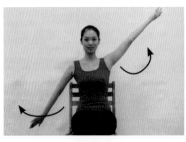 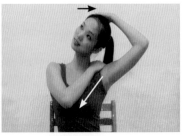

●**胸椎伸展運動**：胸部靠在椅背（可放毛巾，避免不舒服），當伸展中、下胸椎時，將雙手交錯在胸前（圖左）；而伸展上胸椎時，則雙手手指交錯，放在脖子後（圖右），再將身體往後仰，回復坐姿後，重複10次（椅背高度配合伸展的位置時，效果更好）。

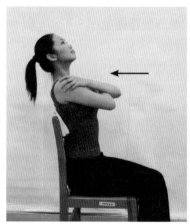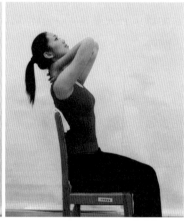

●**身體挺直運動**：坐著將雙腳打開與肩同寬，腰往前頂到底，再回來一點（縮小腹），雙手自然下垂（雙肩有聳起，則雙肩下壓）加上縮下巴，放鬆，保持這個姿勢，當吸氣時，將掌心往外轉，手指也儘量打開，次數不拘（右圖）。

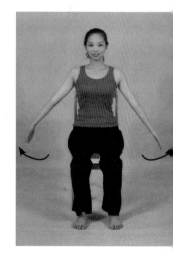

物理治療師：陳泓翔

♡ **健康小叮嚀** ••••••••••••••••••••••••••

工作時不要長時間保持同一姿勢，每30分鐘就要動一動身體，這樣一來，既沒有痠痛，工作效率也會提升。

翻滾吧！BODY！
── 運動族專用

腳踝扭傷急性期──別忘了「PRICE」

「運球、傳球和投籃」，幾乎所有籃球運動愛好者，無不使勁勤練這三大基本功。但也常因激烈的跳躍動作，不小心就會「翻腳刀」，造成運動傷害。

要防止運動傷害，除了運動前須有足夠的熱身及保護措施外，若有重度腳踝扭傷（韌帶斷裂甚至骨折）之情形，應妥善固定後儘速送醫；至於輕度及中度腳踝扭傷，在受傷的急性期應遵循「PRICE」的初步處理原則後，儘速就醫。

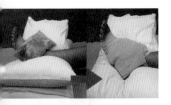

●P─保護（Protection）：發生急性扭傷時，可先用彈性繃帶或是護具，將踝關節固定以限制關節動作，避免二度傷害。

●R─休息（Rest）：休息是為了減少疼痛、出血、腫脹。暫停任何會引起疼痛的動作與活動。

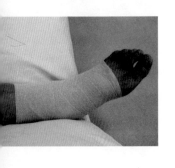

●I─冰敷（Ice）：冰敷可以使血管收縮，以控制出血及腫脹，達到止痛消腫的效果。冰敷時間不可過久，否則會因缺血加重發炎反應，每次以15至20分鐘為限，每次冰敷間隔1至2小時，可配合壓迫與抬高一起使用（左圖上）。

●C─壓迫（Compression）：利用彈性繃帶包覆扭傷的腳踝，包紮時，平均施力由肢體遠端至近端包紮，鬆緊適中，腳趾頭要露出，以便觀察血液循環的情形（左圖下）。

●**E—抬高（Elevation）**：受傷後24小時內應該儘量將患肢抬高，高於心臟的位置，可幫助血液回流，亦可消除腫脹及出血。若能同時做腳踝幫浦運動，促進血液及淋巴液回流，效果更佳。

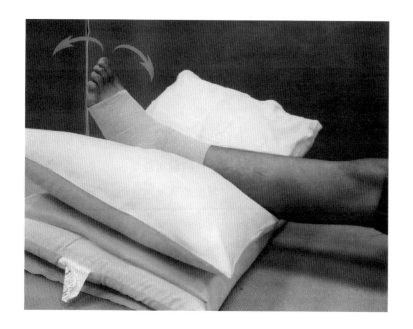

物理治療師：趙涵岑、黃睦升

♡ **健康小叮嚀** •

所謂的急性期是指受傷後24至72小時，在這段時間內著重消腫、止痛，若處理不當容易，造成往後扭傷機率增加；唯有正確的處理原則，並尋求專業的治療，才能將傷害降到最低！

一夜好眠到天亮
─ 失眠族專用

積極求醫，告別數羊的夜晚

「醫師，我失眠，躺在床上，翻來覆去就是睡不著，怎麼辦？」許多人都有這樣的經驗，不但羊群數不完，甚至為了幫助睡眠而服藥過量，導致意識不清。

◎**怎麼樣才叫失眠？失眠症的定義是指睡眠的質或量令人不滿意的情況，且持續一段時間。這些情況可能是：**

●入睡困難：躺床超過半小時無法睡著。

●難以持續睡眠：睡眠中常醒過來。

●睡眠的時間短。

●雖沒有入睡的困擾，半夜也不會醒來，睡眠的時間也足夠，但早上醒來時，卻覺得沒有睡飽，十分疲倦。

美國的醫學研究結果顯示，約1/3的成人，在一生之中曾經罹患過睡眠障礙，失眠是最常見的問題。台灣地區的調查發現：成年女性和男性各分別為28％、14％ 有失眠的情形。另有大型研究發現，一般人口中有失眠問題者約佔30％至48％，其中罹患失眠症的人則佔5％至10％，應儘速接受診斷與治療。

失眠症病患臨床檢查，包括患者的自我評定和醫療工作人員的客觀評估診斷。如記錄睡眠日誌、填寫睡眠的自我評量表、身

體理學檢查、神經學檢查、精神狀況檢查、填寫精神評估量表
等；一些患者甚至需要安排進行睡眠多重生理檢查（PSG），以
了解睡眠的過程、睡眠的結構、睡眠效率、各個睡眠分期的狀
況。之後，由醫師做診斷及鑑別診斷，區分為原發性或繼發性的
病症，以擬定治療處置計畫。

◎治療失眠症的幾個原則

●**找出相關的因素**：情境性失眠者若能解決境遇事件，失眠大多
數可以改善；焦慮性或憂鬱性失眠則應使用抗憂鬱劑或抗焦慮
劑治療；與身體疾病有關的失眠症需儘速處置生理疾患；物質
引致的失眠症宜停止使用該物質。

●**處置宜早，不要拖延**：失眠超過一個月定義為慢性失眠症，治
療會比較困難。

●**養成良好的睡眠衛生習慣，改善生活品質**：必要時，經醫療
單位評估後，由醫師處方使用適量的安眠藥及安排心理行為治
療。

●**藥物治療**：目前一般使用傳統的苯二氮平類藥物（BZD），
或新型的非苯二氮平類安眠藥；現在的證據顯示，前者在一定
的治療劑量下，於數週內並不會產生耐受性，造成依賴的情形
並非如一般人的預期；後者為高度選擇性的藥物，可維護良好
的睡眠結構，不會造成濫用、依賴，也應以「有需要時才使
用」為原則來使用。

●**非藥物性的治療**：諸如肌肉放鬆訓練、控制刺激治療、限制睡
眠治療、教導睡眠衛生習慣、認知治療等。醫療人員會在診斷

確定後，依據每個失眠症患者不同的狀況，規劃治療。

　　失眠症的病程可長可短，甚至形成惡性循環，面對睡眠障礙，應積極求醫，配合醫囑，建立有利睡眠的生活方式，才能告別數羊群的失眠暗夜。

彰化基督教醫院鹿東分院院長：邱南英

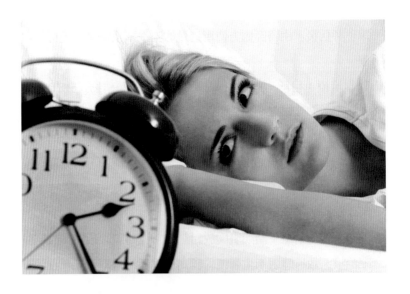

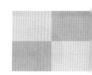

瘦下來，一點都不難！
─ 減重族專用

均衡飲食、規律作息、適度運動，減重沒有捷徑

案例一：個案吃減肥藥、使用減重產品，多年來，花費已高達百萬元，參與療程時，效果都很好，但回家自行控制後，卻又復胖，如此反覆幾次，體重竟達一百多公斤，減重不成，連糖尿病、高脂血症等慢性病都來報到。

案例二：個案約一米七的身高，體重卻已破百。曾幾次節食減重，因無法持續而放棄。詢問其飲食記錄，發現她和一般體重過重者，有著類似的飲食習慣，喜歡吃油炸、高油炒、芶芡類食物，多喝飲料、多吃零食，一日多量又多餐，且因工作忙碌沒時間運動。

上二個案例中，案例一使用市面上常見的減肥產品，多為利用阻斷油脂、澱粉的吸收，或是促進新陳代謝的興奮劑及造成脫水的利尿劑，達到快速減重效果。然而，成效能維持多久？是不是健康的減重方式？值得深思。

大部分減肥食品使用者因過於依賴產品效用，不願嘗試改變平日飲食習慣，不當的減重方式及反覆減重失敗，一方面造成體內蛋白質持續耗損，傷害身體器官；復胖的結果，更造成脂肪堆積，越減越肥，這就是所謂「溜溜球效應」。

其實，不論採用何種方法，均衡飲食攝取醣類、蛋白質、脂肪等三大營養素，是所有減重者須遵行的鐵律。

有人僅大量食用蔬果，以求減重，蔬果雖提供醣類，但卻缺乏蛋白質及脂肪，蛋白質長期缺乏的結果，不僅受損的器官組織難以修復，就連表皮小傷痕也不易修補。

脂肪則是人體形成荷爾蒙的重要原料之一，過多的脂肪造成肥胖，但若嚴重缺乏，卻會造成身體內分泌系統失調，並影響脂溶性維生素A、D、E、K的吸收，導致缺乏足夠的攝取量而危及身體健康。

以案例二為例，在了解飲食習慣後，將其減重的重點放在限制油脂及飲料點心的攝取，以求飲食均衡。3週來她不再吃油炸物及芶芡類食物，也不再吃炒飯炒麵等高油食物，飲料完全改為無糖，點心零食則是量減半，三餐增加青菜的攝取量。

短短3週內個案體重便減輕了6公斤，目前仍在下降中。未來，若繼續遵守少油、少糖、高纖維等飲食原則，達成理想目標並不是夢想。

建議讀者，良好的飲食習慣，規律作息，再加適度運動，才能夠長期有效做好體重管理，而非陷入反覆的減重迷失，不僅體重沒減掉，還賠上健康。

營養師：王川銘

不花錢的美容術
── 愛美族專用

美顏健康操，春到好氣色

　　無論男女老幼都很關心「面子問題」，尤其過年期間，飲食不正常及睡眠不足，特別容易引起臉部浮腫及臉色暗沉。新年一開始，如何減輕臉部浮腫，讓氣色變好，形象加分？可利用每天早上梳洗時，執行5至10分鐘臉部消腫按摩，讓你擁有好氣色，過好年。

◎臉部水腫引流按摩示範與步驟：

●步驟1：將雙手與臉部清潔乾淨，以食指與中指在兩側鎖骨上淋巴節，採取繞圓圈方式按摩。

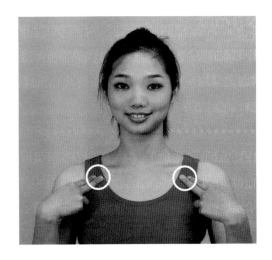

●**步驟2**：由下巴開始沿著下顎骨到耳後，再往下延伸到兩側鎖骨上淋巴節，以4指指腹給予輕撫式的引流按摩，來減輕下巴浮腫、緊實肌膚。

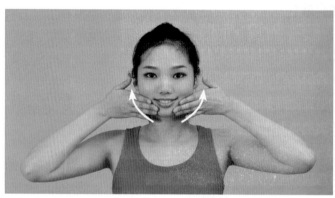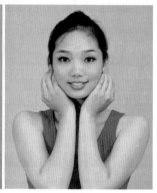

●**步驟3**：閉上眼睛，將臉部區分為眼睛以下、眼睛（含）以上。以小指側面形成的杯狀，從臉部中線往兩側至耳後，給予輕撫式的引流按摩，減少微笑紋的痕跡、消除眼部、眼袋水腫。此動作可先執行一側或兩側同時執行。

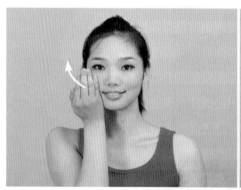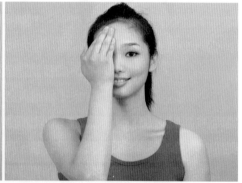

●**依序重複多次：**重複執行步驟1及步驟2的按摩，即完成整個
臉部水腫引流按摩。

提醒讀者，引流按摩須按照上述每個步驟順序進行，每個
按摩動作3至5次，可促進臉部新陳代謝及維持好氣色。

物理治療師：黃睦升、游耀東

♡ **健康小叮嚀** ·

由於臉部肌膚特別細緻敏感，引流按摩的過程僅需輕撫，勿過
分按壓造成臉部肌膚傷害，如有過敏及紅腫，請勿執行按摩，
並儘速洽詢皮膚科醫師。

美聲天后的祕方
— 護嗓族專用

護嗓有撇步—少吃辣，多喝水

「我本來聲音很美，唱歌也很好聽，不知道為什麼最近嗓音越來越糟糕？」很多患者常對耳鼻喉科醫師或語言治療師表達這樣的疑惑？還有一些特定的工作族群，像是專櫃小姐、老師、名嘴等，長時間說話的結果，最後卻導致「有口難言」。

◎**在日常生活中，我們該如何保養我們的聲音，不讓它變成沙啞的破嗓子呢？以下作法，有助於維護嗓音的健康：**

●**多喝水：**多喝溫開水，並避免溫度過高或太低，以補充聲帶因長時間使用而喪失的水份。

●**避免吃刺激性的食物：**如油炸品、辛辣、菸、酒、咖啡或濃茶等。

●**從日常生活中做起：**生活要規律、避免熬夜，也要有適度的運動來保持良好的聲帶彈性；注意聲帶的休息時間，避免長時間的聊天、說話和打電話；灰塵多的地方，需要戴口罩。

●**保護喉嚨：**感冒或喉嚨痛時，避免發聲說話，休息是最好的方法；不亂服用成藥，預防聲帶破壞。且應避免用力清喉嚨或習慣性咳嗽，不使用氣息聲（悄悄話）說話。

●**說話音量和音調適當：**避免大聲吼叫或提高音量，尤其是在嘈雜的環境中。練習使用軟起聲說話，也就是：每句話的第一個

字輕鬆發出，讓氣流出來的同時，也把音聲發出來；注意音調適當，避免音調太高或太低。

●**注意說話時，情緒的穩定性：**在情緒極度高昂時，如：憤怒、悲傷等，都應避免無限制的宣洩音聲。

語言治療師：林于倫

♡ **健康小叮嚀** ‧‧‧‧‧‧‧‧‧‧‧‧‧‧‧‧‧‧‧‧‧‧‧‧‧‧‧‧‧‧

若發現自己的嗓音在音質、音量、音調上有明顯變化，應儘速尋求耳鼻喉科醫師，做適當的評估和治療。

賭神也瘋狂的益智遊戲
─ 健腦族專用

健康動動腦，對對又碰碰
....

不會玩麻將，就不能玩麻將？其實，麻將除了正規的玩法，不懂麻將的大人、小孩，一樣可用運用麻將，親子同樂。訓練數字概念、視知覺、注意力、空間概念等，達到寓教於樂的效果。因此，今年過年不妨換個麻將玩法吧！

●**長幼有序**：將麻將數字由大到小排列，或由小到大排列（下圖左）；適合與正在學數數的小朋友同樂。
●**數字賓果**：先排一列不同數量的麻將圖案，再找出數量與其相對應的麻將（下圖右）配對；適合長輩一起與正在學數數、配對的小朋友同樂。

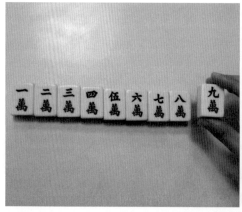 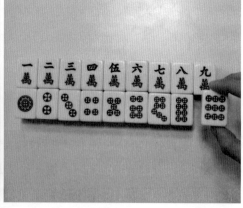

●**歡喜對對碰**：將同花色的麻將打散，另外準備一張印好相同花
色（可彩色，也可黑白）的麻將圖案，將打散的麻將排到紙上
對應的位置；如果想提高難度，也可按照印好的麻將圖，將麻
將排列到盒中；可訓練視覺搜尋、注意力、空間概念等能力。

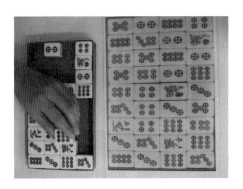

●**團團圓圓**：將不同花色的麻將一起打散，再將它們分類到各自
的盒中，可以依照大小依序排列至盒中。適合學分類與數數的
人，也可全家同樂。

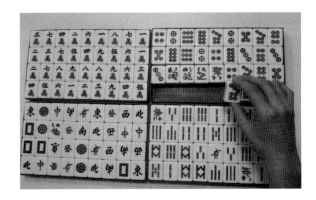

職能治療師：徐瑛雅

百發百中的考試達人
— 考生族專用

吃對了，能為考生加分

考試期間，胃口差、情緒緊張、壓力大，再加上熬夜疲勞轟炸，此時，該如何安排飲食，以保持最佳狀態，擁有最佳戰績呢？

飲食首重均衡不可偏食，應適量攝取主食類，如：米飯、五穀類、麵食、吐司等；以及蛋白質類，如：雞蛋、豆腐、魚肉等食物，以維持良好體力及血糖值。若體內血糖供應不足，會導致腦部缺乏能量，造成疲倦、注意力無法集中、學習力降低，不吃早餐者常見此現象。

此外，攝取足夠的維生素，對考生而言，相當重要。維生素A可維持正常的視覺；維生素B_2可減少眼睛、身體疲勞；維生素B_1可維持良好食慾及正常腸胃蠕動； 維生素B_1、B_6可提高記憶力、集中力與學習力，是活化腦細胞的必要因子；維生素C可幫助腎上腺素的合成，以應付考試的壓力。

富含維生素A的食物包括：魚、肉類，牛奶，深綠及深黃色蔬菜；富含維生素B群的食物有：深綠色蔬菜、瘦肉、五穀類、牛奶、酵母；富含維生素C的食物有：芭樂、柳丁、奇異果等。

考試期間一定要攝取足夠的蔬菜（每日1碗半至2碗）及水果（每日2至4份，一份約一個拳頭大小）。另外在米飯中，添加全穀類，如糙米、胚芽米等，是增加維生素B群的不錯方法。

而鈣質可以安定情緒、改善失眠，每天攝取240至500CC鮮奶，對考生有益。

除了上述營養素外，DHA（魚油）對考生而言亦相當重要，深海魚類，如鮭魚、鮪魚、沙丁魚等含豐富DHA，是神經細胞生長必要營養素，建議考生每週要吃二兩以上的魚類。

提醒考生不要暴飲暴食，因過飽易使血液集中於腸胃道，使大腦節奏緩慢，降低讀書效率。

此外，也不要吃太多精緻食物、甜食、含糖飲料等，以免腦中分泌血清素荷爾蒙，反而精神不振、反應遲鈍、嗜睡。同時，別忘了攝取足夠開水，每天約 2000 cc.左右；盡量不要熬夜，如果非得熬夜，晚餐宜多攝取富含維生素B群的食物；避免吃產氣且難消化的食物，如地瓜、汽水、可樂、豆類食物及油炸、糯米等食物，以免腸胃不適。

營養師：賴文鈞

腿部淋巴引流，消水腫

　　長期站立或坐著工作，可能使靜脈回流循環不佳，以致局部（特別是腳背、腳踝及小腿）出現水腫現象，除了可穿著彈性襪減少水腫發生，或將腿部抬高至超過心臟的高度，配合腳踝幫浦運動（也就是腳板交替往上翹，再往下壓的動作，可促進靜脈回流），或者也可以利用徒手淋巴引流方式，達到消水腫的功效。

◎徒手淋巴引流消腫操：

●步驟1：以單手或雙手2至4指指腹，在鼠蹊部淋巴結施予繞圓圈方式的揉捏（kneading）按摩（左圖）。

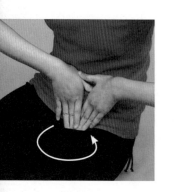

●步驟2：大腿引流─雙手分別浮貼於大腿前、外側（下圖左）或大腿內、後側（下圖右）近膝蓋處，視大腿水腫區域擇一，施予輕撫引流按摩，將水腫引流到鼠蹊部淋巴結，並重複步驟1的動作，持續給予鼠蹊部淋巴結繞圓圈方式的揉捏按摩。

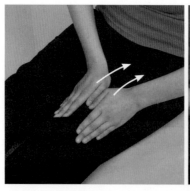
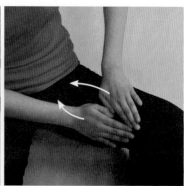

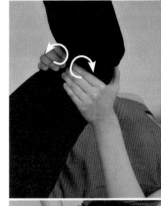

●**步驟3**：清空膝後窩淋巴結，以提供一被清空區域來容納小腿多餘的水份：以單手或雙手2至4指指腹在膝後窩淋巴結，施予繞圓圈方式的揉捏按摩（右圖上）。

●**步驟4**：小腿肚引流一雙手浮貼於腳跟處（右圖中），輕撫引流按摩，將水腫引流到膝後窩淋巴結，並重複步驟3的動作，持續給予膝後窩淋巴結繞圓圈方式的揉捏按摩。

●**步驟5**：腳踝／腳背引流一雙手浮貼於腳踝／腳背（右圖下），施予輕撫引流按摩，將水腫往後引流到膝後窩淋巴結，並重複步驟3的動作，持續給予膝後窩淋巴結繞圓圈方式的揉捏按摩。

●**步驟6**：重複步驟1的動作，可將淋巴液經靜脈系統帶回心臟，讓多餘水份經由腎臟、泌尿系統排出體外。

物理治療師：黃睦升

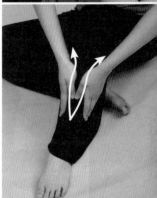

♡ **健康小叮嚀** ······························

淋巴引流按摩須直接施作於皮膚，並按照上述步驟順序，每步驟至少3至5次，以達促進血液及淋巴液回流的效果。若因腎臟疾病或高血壓等病理因素引起的水腫，應儘速尋求專業醫師的協助，做適當的評估和治療。

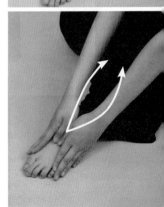

本體感覺促進運動
— 訓練平衡力，減少扭傷頻率

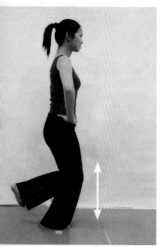

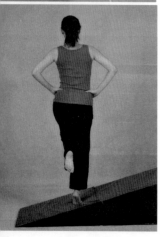

在運動場中，腳踝扭傷是常見的運動傷害，而一般人在行走中，偶爾也會發生腳踝扭傷的情形。有研究報告指出，時常扭傷腳踝的人，「本體感覺」較一般健康的人差，而本體感覺影響最大的部份就在於平衡能力的好壞。

「本體感覺」是感知肢體在空間中，姿勢與「位移」情形的能力。簡單來說，本體感覺就像是你身體的眼睛，即使閉著眼睛也知道身體及四肢的靜態位置，同樣地，也可以知道自己在做什麼運動。

要減少扭傷的發生，除了腳踝肌力的訓練外，更重要的是訓練腳踝本體感覺的能力，本體感覺的訓練可由簡入難，藉由慢慢減少其他感覺的提示，譬如視覺提示，以增加本體感覺的輸入而維持平衡。

◎以下為簡單的本體感覺促進運動，在家就可以輕鬆訓練本體感覺能力：

●單腳站在平穩的地面上保持平衡，然後慢慢增加難度：例如由張眼到閉眼，再由半蹲的高度來做難度的調整，雙腳交替訓練，單腳站一次維持10秒（左圖上）。

●單腳踮腳尖站在傾斜的平面上，並維持平衡：可慢慢增加傾斜板的斜度來增加難度，雙腳交替訓練，一次維持10秒（左圖下）。

●**雙腳站在不平穩的物體上**：做軀幹的轉動及手臂的擺動，並保持平衡（圖左）。

●**雙腳同樣站在不平穩的物體上，加上功能性活動**：例如：投接球，動作過程中，都要保持平衡（圖右）。

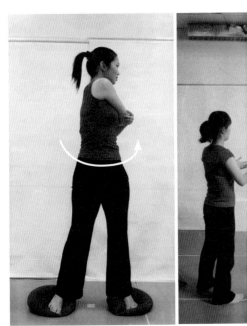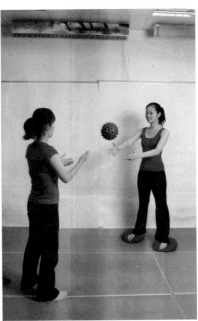

物理治療師：趙涵芩

♡ **健康小叮嚀** ．．．．．．．．．．．．．．．．．．．．．．．．．．．．．．．．．

上述運動前，可先做簡單的暖身運動，並注意安全，訓練時，可隨自己能力，調整時間與次數，漸進提升本體感覺能力，以增加運動及行走安全。

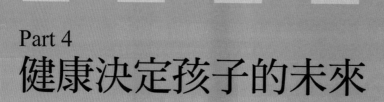

Part 4

健康決定孩子的未來

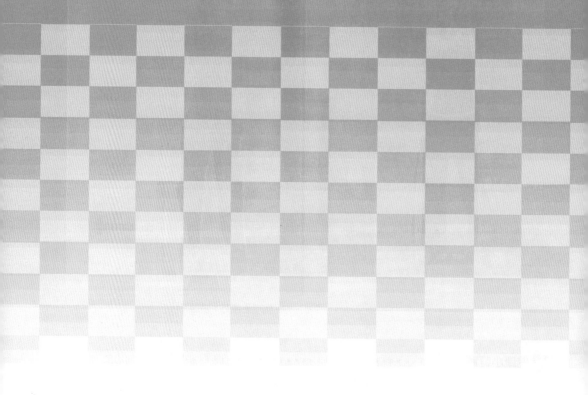

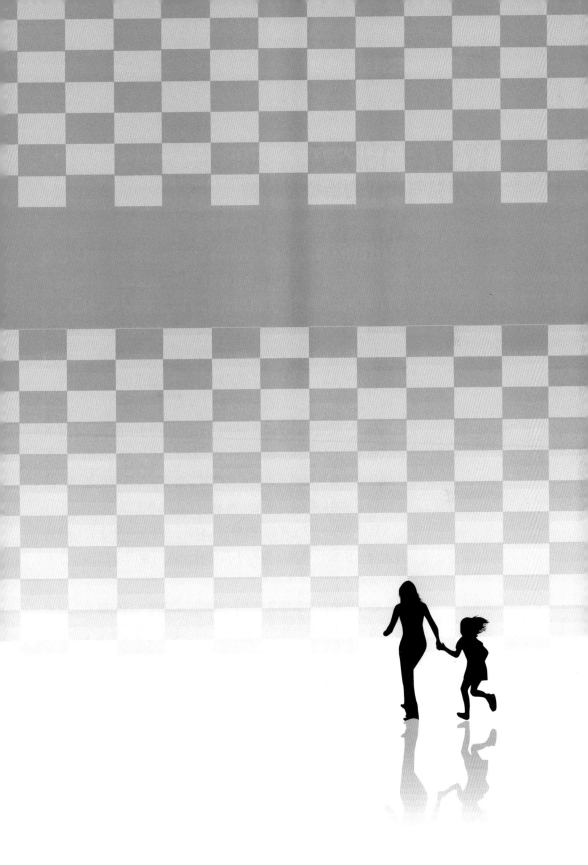

寶寶的歪脖子
── 小兒斜頸症的治療及復健

寶寶歪脖子──小兒斜頸症

寶寶歪脖子，總讓家長担心不已。

歪脖子就是「斜頸症」，主要表現是脖子歪向一邊，而臉轉向對側，嚴重者還會出現兩側臉一大一小或是扁頭症，仔細摸寶寶的脖子外側，可能還會發現某條筋特別緊或是有硬塊。

斜頸發生的主要原因是患側胸鎖乳突肌發生纖維化或腫塊，而胸鎖乳突肌正是支配頭部轉動的主要肌肉，當此肌肉發生纖維化或腫塊，會造成脖子向患側傾斜，臉則被迫偏向對側，若是不加以矯正，會使得頭長期偏向一側，受到地心引力的作用，而造成頭及顏面發生變形，導致患側額頭及對側後頭部變得扁平，甚至患側下半邊的臉發育不全，而看起來比較小。

兒童斜頸的發生率約在1％到1.5％，大多是在新生兒1至2個月大時，由家長發現，有些小孩的脖子甚至會出現1到3公分大小的腫塊。

為什麼會發生胸鎖乳突肌的纖維化或腫塊，目前醫學上尚未有定論，不過在統計學上發現胎位不正及臀位產的新生兒發生此症的比率偏高。

◎斜頸症的治療，主要可分成以下幾種方式：
●熱敷。

●利用手指腹採順時鐘或反時鐘方向按摩。

●藉由超音波儀器針對纖維化的肌肉或腫塊，進行局部軟化治療。

●溫和漸進性肌肉牽拉運動：此種治療方式最為重要，但也最需要適當的技巧，因為不當的牽拉可能造成肌肉受傷甚至斷裂，建議由有經驗的醫師或治療師執行。

●調整寶寶頭部姿勢：儘量利用俯臥的睡姿，注意讓患側的臉頰朝上，餵奶或和寶寶互動時也要記住，儘量讓寶寶的頭轉向不常轉的那一側。

　　臨床上，約有九成的斜頸寶寶在經過適當的物理治療後，可以逐漸痊癒，但若接受持續6個月的復健物理治療後，仍沒有顯著改善，甚至發生明顯的顏面頭部不對稱現象，或是超過1歲，脖子歪的情形仍很明顯，或頭部轉動角度仍明顯受限，此時就須考慮手術治療。

　　手術的方式是將纖維化、沒有彈性的胸鎖乳突肌局部切斷做肌肉延展術，此種手術發生併發症的機會不高，術後兩週後應再配合適當的復健治療。

　　嬰幼兒肌肉性斜頸的治療並不困難，而且療效很好，但是延誤治療的時機，卻是造成治療失敗的最大原因。建議家長們若發現寶寶有脖子歪的現象時，應該儘快尋求醫師的協助以確保孩子能在黃金時間內得到最好的治療。

復健醫學科主治醫師：楊照彬

媽咪，你拉傷我了！
— 幼兒牽拉肘的預防及復健

媽媽強拉著走……哇！三歲娃竟牽拉肘

風和日麗的週末傍晚，3歲的小明在公園裡玩得不亦樂乎，眼看天快黑了，媽媽叫著小明趕快回家，不情願的小明被媽媽強拉著手，突然之間「哇」地一聲，小明開始大哭起來，直嚷著手肘好痛好痛。

著急的媽媽趕快把小明送去醫院，緊張地問：「只是拉了一下弟弟的手，怎麼手就不能動了？」醫生檢查小明的手肘後，輕輕地轉了幾下，「喀」的一聲，小明哇哇大哭，神奇的是，手又可以動了。醫生告訴他們：「骨頭沒有受傷，只是牽拉肘而已，回去冰敷即可。」

牽拉肘的正式名稱為「橈骨頭半脫位」，好發於6歲以下的幼兒，女生略多，是學齡前幼兒常見的肘外傷。絕大多數發生的原因是：幼兒伸直的手臂突然被大人猛力一拉，產生關節半脫位。像是用力急拉幼兒小手過馬路；或是拉起小孩雙手，使其身體騰空旋轉的遊戲，都極容易發生幼兒牽拉肘的意外。

另一種較少見的情形發生在冬天，當幼兒洗澡前，要脫衣服時，厚重的長袖卡到手腕，父母親硬扯之下，導致肘關節受傷。

生長上的差異，使得幼兒的肘關節構造和成人明顯不同；幼兒的橈骨頭尚未發育，且週遭的環狀韌帶強度不足，在外力的作用下，易發生橈骨頭半脫位。等到小孩慢慢長大，關節會逐漸穩

定，通常8歲以後，這類意外就不易發生。

症狀方面，通常受傷的手肘會疼痛、輕微腫脹，但外觀無明顯變形。因為疼痛的關係，小朋友的手肘往往呈現固定姿勢，不肯活動，並拒絕大人碰觸。

一般而言，詳細病史詢問和適當的理學檢查即可診斷出此症狀。原則上，還是要照X光檢查。在排除骨折和其他病變後，只需以簡單的復位法，即可將半脫位的關節矯正回去，功能立刻恢復，後遺症很少。

跟大人不同的是，幼兒的表達能力較差，當小朋友忽然哭鬧不停，不肯用手拿東西時，就需考慮此病的可能，儘早就醫，尋求正確的診斷及治療是最好的方式。

骨科主治醫師：林翰宏

寶貝為什麼不愛吃東西？
─ 口腔功能不佳的改善方法

幼兒嘴臉過度敏感，多刺激有助改善

「我的孩子為什麼不喜歡吃東西？為什麼常常把東西吐出來？」這是很多家長的疑問。其實孩子出現這樣的行為也許是他的口腔功能不佳，臉部、嘴巴附近過度敏感，造成對食物的排斥。經醫師診斷，或語言治療師評估，確定是上述問題造成時，可嘗試以下方法，改善臉部及嘴巴附近過度敏感的情形。

●增加孩子觸覺刺激的容量，從孩子能接受最大觸覺刺激的地方開始，通常先從遠端的上下肢或軀幹部位開始，因為越靠近嘴臉處就越敏感。最重要的是，按摩手法以重壓為主，而非輕輕碰觸，給予孩子適當的刺激感覺。

●儘量多給一些刺激，不論是孩子自己玩耍或很平靜時，都可以介入。

●慢慢的把刺激點移到臉部，若孩子拒絕、掙扎，再把刺激點退回原來的地方，循序漸進。

●鼓勵孩子多用手去感受新的感覺，例如：摸沙子、玩水等等。洗完澡後用柔軟毛巾或厚絨布將小孩包起來，給予很舒服的刺激，進而再慢慢地觸壓毛巾，將孩子臉上的水吸乾。

◎當孩子的身體、手臂、手及臉的部位，皆能夠接受你所提供的

刺激，則開始進行口腔附近的刺激。

●用手指施予壓力，連續不中斷地滑過嘴唇的外圍（下圖左）。

●沿著嘴唇周圍，用手指點狀輕壓並停留3秒（下圖右）。

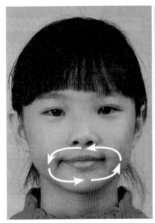 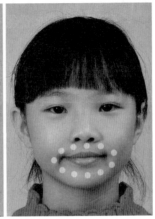

●當孩子能忍受點狀刺激，則可施予更大範圍的壓力。用手指沿著嘴巴周圍和下巴下方做小圓圈的運動（右圖）。

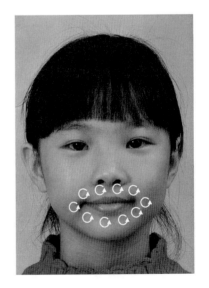

語言治療師：林于倫

♡ 健康小叮嚀 ‧‧‧‧‧‧‧‧‧‧‧‧‧‧‧‧‧‧‧‧‧‧‧‧‧‧

如果做按摩時，孩子有不正常的反射動作、異常行為反應，則應即刻停止。按摩以口腔周圍為主，口腔內之按摩則應尋求語言治療師諮詢。

孩子笨手笨腳怎麼辦？
─ 促進幼兒手部靈巧的方法

簡單的親子遊戲─玩出手眼靈巧

　　許多家長常表示，學齡前的孩子塗鴉著色時，無法照著虛線描繪，或者容易超出邊界；丟接球時，無法精準接住球；扣鈕釦或拉拉鍊的動作慢，甚至無法完成。在日常活動中，兒童需要許多手眼協調的能力來完成上述的活動。

　　手眼協調能力是指腦部整合視覺訊息後，引導雙手做出協調、精確動作的能力。學齡前是手眼協調能力發展的關鍵期，家長可以藉由幾個簡易的親子遊戲，讓孩子更靈活精巧。

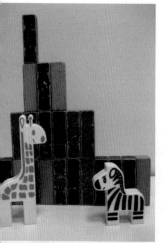

◎**訓練手眼協調的遊戲：**

●**積木疊疊樂：**家長和孩子一起堆高積木塔、平排積木牆，也可增添想像力，和孩子蓋出房子或動物園。

●**你丟我接：**準備幾顆小皮球和孩子玩滾球或丟接球的活動，可倒數如5秒後，將球滾出或丟出，增加趣味性與挑戰性，依兒童的能力調整球的數量和球速，可訓練動作的敏捷度。

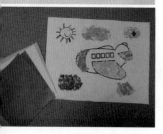

●**馬賽克撕貼畫：**先一起和孩子構圖做底稿，或自行尋找，並列印圖案較大且空白處較多的圖案，利用色紙或廣告紙，和孩子一起撕貼，完成一幅畫，並引導需排列整齊、不超出圖案線條。

●**趣味摺紙：**家長帶領孩子一起摺紙，並要求孩子需對準摺線，

可增進手眼協調能力。

● **「咚咚」彈珠樂**：準備幾個瓶口大小不同的容器，帶著孩子用湯匙或曬衣夾，將彈珠舀起或夾起投入容器中。

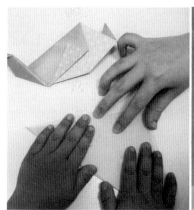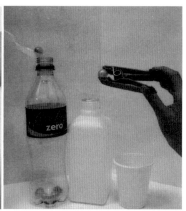

職能治療師：黃伊琳

♡ **健康小叮嚀** ·····················

家長只要花一點巧思，許多居家的親子互動遊戲，即可提升兒童的手眼協調能力，也可增進親子感情。遊戲過程中，家長的正面回饋也是孩子進步的主要動力來源，不要吝惜給孩子一些鼓勵喔。

大家一起來玩氣球
─ 協調性及專注力的訓練方式

親子玩氣球 ─ 訓練協調力與專注力

「哇……氣球耶！」色彩繽紛的氣球是孩子的最愛，不僅吸引兒童的目光，也可藉由氣球漂浮的特性，訓練孩子的協調性與專注力。

學齡前是幼童協調能力發展的關鍵期，家長可從遊戲中，增加親子互動，了解孩子的協調能力，把握孩子發展的契機！

●拍拍氣球不落地：訓練手眼協調。

站立，家長將氣球往上丟，當氣球往下落時，要求孩子需將氣球往上輕拍，使它不落地。可親子交替拍氣球，增加遊戲樂趣與困難度。

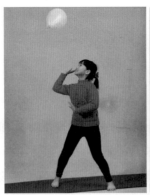 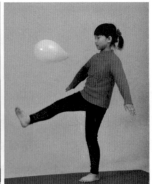

拍拍氣球不落地　　　　踢踢氣球飛上去

●踢踢氣球飛上去：訓練眼腳協調與單腳平衡能力。

　　站立，家長將氣球往上丟，親子輪流用腳將氣球往上踢，比賽誰踢得最準確、最高，家長須注意勿讓孩子跌倒（左頁圖右）。

●氣球繞身體前後走：訓練手腳協調與動作流暢度。

　　先在站立時，練習讓氣球繞著身體移動，動作熟悉後，再加上原地踏步，或直線前進後退的腳部動作，可增加活動難度。

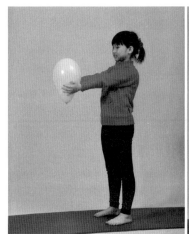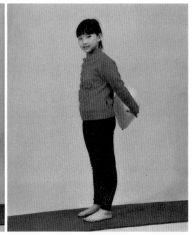

氣球繞身體前後走

物理治療師：趙涵苓

♡ **健康小叮嚀** •

　　家長應多觀察孩子的動作，利用氣球「緩慢漂浮」的特性，方便孩子追視及接觸，是初步訓練孩子協調能力的好工具。當孩子能力越來越好的時候，就可換成重量較重的小皮球，訓練孩子的反應速度與協調性。

機器小娃的異想世界
─ 感覺統合失調症的治療及復健

感覺統合刺激活動─助失調兒童適應生活

你認識這樣的孩子嗎？他們可能出現如下的特別行為特徵：

●不喜歡被人碰觸或撫摸；拒絕理髮、洗頭或洗臉。

●過份喜歡碰觸各類東西。

●不喜歡（或特別喜歡）被高舉；怕上高處或跨越水溝；易暈車。

●動作笨拙、緩慢；易絆倒、碰傷。

●平衡感差、動作協調性差。

●手無力；握拳不正確；寫字慢且歪斜。

●身體形象知覺差、笨手笨腳、動作慢吞吞。

●常把數字讀成或寫成上下、左右顛倒，例如：9唸成6；79唸97。

●眼睛不靈活；方位、距離判斷能力差。

●分辨不出相似圖形或相似的物品。

●2、3歲才開始牙牙學語；有口吃或口齒不清晰的現象。

●注意力容易分散，無法持續做一件事。

●無法維持安靜、活動量大。

●個性孤僻、較頑固、缺乏耐心、害羞、不易與其他小朋友玩在一起。

●情緒控制差、缺乏抗壓性、缺乏自信、人際關係不良。

美國職能治療師艾爾絲（A. Jean Ayres, 1920－1988）博士提出臨床實驗報告，證明許多這類孩子患有「感覺統合失調症」。他不是不想做好一件事，而是無法做好。

「感覺統合」是指感覺神經系統接收來自外界的各種訊息後，經由大腦組織整合，進而產生有義意且適當的行為表現，使個體能順利與環境、人際接觸互動。

針對感覺統合失調的兒童，尤其可塑性大的學齡前兒童，若能適時提供「感覺統合刺激活動」，導入遊戲式的活動學習及方法，像是給予適當的感覺刺激活動（圖左）；經由活動使孩子能順利與環境接觸（圖右）；以及提供大量的感覺統合刺激，可進一步誘發孩子們的大腦整合，幫助孩子的注意力集中、增加學習及情緒控制能力，進而促進其感覺統合系統的發展。

早日了解孩子行為特殊的主要原因，並加以矯正，相信你的孩子也可以做得很棒。

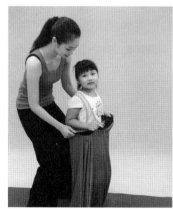 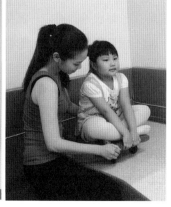

職能治療師：高婕螢

莫輕忽小孩說話「臭乳呆」
— 掌握語言發展黃金期

小孩說話「臭乳呆」—宜即早矯正

「媽媽,我喜歡的水果是『ㄍㄠˇ』莓(草莓)」。學齡前的孩子,有許多會出現口齒不清的情形,也就是長輩們口中所說的「臭乳呆」。不過,這樣的現象需配合語言發展年齡,早期發現,早期矯正。

孩子從一出生就開心接受外界各種聲音、影像的感官刺激,隨著年齡增長,孩子開始有口語聲音,會出現不同程度的語音不清。但是,隨著孩子發展,舌頭、口腔動作控制能力會更加進步;口語發音也會日益清晰。

若是孩子到學齡階段,問題仍未見改善,或從同儕學到不正常發音,孩子便會養成錯誤的說話方式,將造成長輩及同儕無法理解孩子想表達的需求,甚至其他同學也因聽不懂孩子所說的話,而不願意與孩子互動,影響人際互動。

◎不同年齡的孩子正確發音,一般情形如下:

兒童年齡	正確發音
3歲以後	ㄅ、ㄆ、ㄇ、ㄋ、ㄌ、ㄍ、ㄎ、ㄏ、ㄑ
4歲以後	ㄉ、ㄊ、ㄐ、ㄗ、ㄘ、ㄙ
5歲以後	ㄈ、ㄖ、ㄓ、ㄔ、ㄕ
6歲以後	有些孩子捲舌音(ㄓ、ㄔ、ㄕ)會在6歲以後才發展出來。

◎最常見的「臭乳呆」類型一般如下：

類型	發音狀況	
替代類型	例如：兔子唸成「ㄎㄨˋ」子 西瓜唸成「ㄐㄧ」瓜 草莓唸成「ㄍㄠˇ」莓	（用ㄎ取代ㄊ） （用ㄐ取代ㄒ） （用ㄍ取代ㄘ）
贅加類型	例如：吃飯唸成「ㄔㄨ」飯	（添加了ㄨ）
省略類型	例如：杯子說成「ㄟ」子 鞋子說成「ㄧㄝˊ」子 螃蟹說成「ㄆㄚˊ」蟹	（省略了ㄅ） （省略了ㄒ） （將ㄤ省略成ㄚ）
扭曲類型	不屬於上述中的現象，但是說話不清楚，便是扭曲之現象。	

　　當孩子在該年齡時，沒有發展出可以發出來的音，或是出現任何一種、甚至合併兩種以上的「臭乳呆」，建議儘早尋求復健科語言治療師的協助，治療師將針對孩子的個別狀況，讓家長更加瞭解在家如何幫助孩子改善「臭乳呆」的情況。

語言治療師：黃齡萱

為孩子打造一個故事屋
— 促進幼兒的全人發展

說故事訓練—促進兒童全人發展

「治療師，我們家的小寶貝看起來感覺很聰明，但是比其他同年齡的小孩，好像又差那麼一點點，不知道哪裏和別人不一樣？」語言治療師常遇到家長如此詢問。經評估後，孩子們大多沒有發展遲緩方面的問題，但家長仍可以利用說故事的方式，來促進孩子全人的發展。

●**打造故事情境**：家長利用家中現有物品，打造出模擬的故事情境，讓孩子有如置身於故事情境中；或是根據日常生活中的真實情境，由家長去創造新的故事內容。

●**人事時地物之介紹**：由家長給予孩子一個故事情境（例如：大野狼與小紅帽）的描述和介紹，包括人、時、地、事、物等，讓孩子有清晰的脈絡可循。

●**「為什麼？」**：請孩子從故事中的內容提出問題，可訓練孩子的記憶力及邏輯推理觀念。或可訓練孩子的聽理解能力，由家長提出故事的問題，請孩子以自己的口語回答問題。

●**換人說說看**：請孩子重新描述故事內容，可以訓練孩子的表達能力及事件的敘述能力，更能培養孩子的觀察力與想像力。若是構音問題（臭乳呆）的兒童，亦可藉由故事課程來增加趣味性，增加類化的能力，快速應用到日常生活中。

●**道具的製作**：家長預先準備畫紙或勞作用品，與孩子一起依故事內容去繪圖或動手做道具，可以訓練手部精細動作及手眼協調的功能，更能讓孩子抒發內心的情緒。

●**角色扮演**：透過故事的寓意，培養孩子的正確觀念，在與人互動的過程中，產生模仿和修正的行為，家長再依據故事中的情境，配合已製作完成的圖像或道具，與孩子一起扮演故事中的角色，模仿故事中人物的動作，可以訓練孩子肢體的大動作、協調能力等。

語言治療師：林于倫

♡ **健康小叮嚀** ••••••••••••••••••••••••••••••••••••

利用說故事的訓練，讓孩子身歷其境，並且親自動手DIY，讓孩子更有成就感。可以讓孩子「不要輸在起跑點，更能贏在終點」！

電腦也能做復健
─ e 世代認知障礙治療法

電腦嘛ㄟ做復健 ─ e 世代認知障礙治療法

　　電腦認知訓練已在先進國家特殊教育界實行多年，臨床治療成效卓著。對於智能不足、唐氏症、自閉症、腦性麻痺、腦傷、中風、注意力缺失等患者，電腦認知訓練可搭配既有的肢體動作復健，提供認知功能的評估與治療，有效改善其認知功能、視知覺發展及注意力不集中等問題，讓學習充滿快樂、信心和效率。

　　認知功能係指注意力、記憶力、問題解決能力及時間及空間的定向感。一般而言，腦部經由處理、儲存、提取與操作運用外界資訊能力而形成認知功能，當此流程的某一環節發生障礙時，即會導致注意力、記憶力、問題解決能力及時間與空間的定向感，出現單一或合併多項障礙，此稱為認知障礙。

　　電腦認知訓練係藉由治療師，依據兒童的個別化差異，將抽象之空間概念、歸納、類化等高階認知技巧分解數個步驟，給予患者不同的訓練內容，促使兒童大腦擁有完整認知成形過程。

　　此外，學習過程中，利用多媒體電腦所提供聲光效果，較傳統僅使用圖卡、物件的單調訓練方式，更容易誘發兒童的學習動機與注意力，且透過電腦學習，對於複雜的步驟，可以不斷地重複練習，不用擔心跟不上進度，因此，亦適用於學習遲緩的兒童。

　　電腦認知訓練的服務對象，涵括兒童、青少年及成年人，適

應範圍如下：

● **腦性麻痺兒童：**治療師可以利用一些輔具，例如特殊滑鼠、鍵盤或觸控式液晶螢幕，給予探索環境有認知發展問題的兒童，增加學習的機會。

● **過動兒及注意力缺失的兒童：**家長常常抱怨兒童在學校上課無法專心且坐不住，治療師即可利用電腦的聲光效果來吸引兒童注意力，引起學習的動機，增加持續性注意力，使兒童能吸收學校上課的內容。

● **智能不足的兒童：**此類兒童學習能力較差，且短期注意力消失較快，治療師可利用電腦做重複認知訓練，使兒童對數字、排列空間概念、歸納、類化等，有完整的認識。

● **自閉症：**通常語言溝通能力及社會互動較差，常執著某些自己喜愛的事物，治療師可以選擇兒童喜愛或熟悉的題材，利用電腦多媒體影音效果，抓住其吸引力，並藉由軟體的互動，增加語言及社交能力。

● **其他認知發展遲緩的兒童。**

職能治療師：游青諭

看看我，聽聽我
— 和聽損兒溝通的正確方式

與聽損兒溝通，
「背對」、「誇大嘴型」是大忌

　　「如何與聽力損失的小朋友相處，並給予學習指導，才能讓他獲得最好的學習效果呢？」師長們在面對聽損兒童時，常有這樣的疑問。

◎給老師的建議：

●先叫學生姓名：面對聽損學生時，應先叫他的名字，取得注意，再開始講述或發問。

●減少噪音的干擾：減少教室內、外的噪音干擾，聽損兒童戴助聽器後，對噪音的忍受度較低。

●正面向學生：講課時不要背對學生，讓學生清楚看到老師正面肩膀以上的部位；避免背光，以利他看清楚嘴型動作；說話保持一般速度即可，不必刻意放慢或誇大嘴型。

●教具的運用：多利用視覺教材教具，如圖卡、實物、動作示範，輔助兒童理解教學內容。

●助聽器的利用：鼓勵及提醒聽損兒童戴助聽器，獲取更多學習機會；教師如果能配戴FM（調頻系統）助聽器之麥克風，可以讓學生聽得更清楚。

●小老師的安排：安排小老師，讓同儕學生協助聽損兒童課堂及

作業上的問題。

●**活用聯絡簿**：利用聯絡簿，當作作是家長和老師間的溝通橋樑。

●**尋求特殊教育資源**：幫兒童尋求特殊教育團隊及社會資源，讓兒童得到最佳照顧。

◎**給家長的建議：**

●和小孩子溝通的時候，最好在安靜的環境下，減少其他噪音（如排油煙機、吸塵器、電視）的干擾。

●對小孩說話時，要讓小孩能清楚看到你的嘴型，不要用手托著下巴講話，也不要邊看報章雜誌邊和小孩講話，更不要邊吃東西邊說話，這不僅讓小孩讀唇困難，也使聲音的傳遞受阻。

●鼓勵及提醒小孩戴助聽器，增加聽取的機會。

●讓小朋友實際參與居家活動，從中獲取更多學習效果。

●定期帶小孩做聽力追蹤，並配合專業人士的建議和特教老師的指導，設計個別化教育計畫。

●要把小孩聽力損失的原因、狀況及如何協助的方法告訴家人。

●善用聯絡簿和學校老師連繫溝通小孩狀況。

●多參加親職教育或聽損社團；可以多方面吸收專家學者們的專業建議，也可以和其他家長們彼此分享照顧心得。

語言治療師：林于倫

㊳、㊵ 有不一樣嗎？
─ 認識視覺認知功能障礙

親子遊戲 ─ 玩出視覺注意力

　　孩子無法專注於文字、辨認字型困難，分不清楚「69」與「96」的不同，也常會寫錯字、抄寫容易「跳字」或「漏行」等。這是幼稚園或學齡兒童常見的問題。這種現象叫做「視覺認知功能障礙」，會影響學習的表現。

　　視覺認知功能指的是，當雙眼接收視覺訊息後，將傳送至大腦整合，當事人可以理解此一視覺訊息並應用的能力。

◎**視覺認知功能包括：**

●**視覺注意力**：持續保持注意力在必須的視覺訊息上。

●**視覺記憶力**：如看到一個正方形，過一會兒還能記得剛剛看到的是正方形。

●**視覺區辨**：辨認物體形狀、顏色、大小…等異同。

●**物體恆常**：例如，水杯不論斜放或放遠、放近，都會知道那是水杯。

●**主體背景區辨**：例如，在白色的磁磚地板上發現白色的紙片。

●**空間概念與深度覺**：例如，了解椅子在書桌的「後面」、在門的「右邊」。

●**視覺完形**：被報紙蓋住一半的電視遙控器，即使不翻開報紙，也能知道那是遙控器。

　　其實，家長在家可運用一些巧思，將視覺認知訓練融入於親子遊戲，可有效改善兒童的學習表現。

◎**訓練視覺認知的遊戲：**

●**衣物山尋寶：**適合3歲半以上兒童，家長需準備洗淨晒乾的衣物，可訓練視覺搜尋、物體恆常概念、主體背景區辨能力。

　　方法1.：曬乾的衣物成堆放置好，請兒童在「衣物山」中找尋自己的衣服、襪子、褲子、手帕等衣物。

　　方法2.：請兒童在「衣物山」中找尋同樣式的襪子配對。

●**圖形對對碰：**適合3歲以上兒童，準備廣告紙、報紙、剪刀等器材，可訓練視覺區辨、物體恆常概念、主體背景區辨能力。

　　方法1.：將廣告紙剪成一些簡單的幾何圖形，如正方形、圓形、三角形等，隨意放置在報紙上，請兒童找出指定的圖形，如，找出全部的圓形。家長可根據兒童的能力，將幾何圖形圖案複雜度提高，如五邊形、六邊形、不規則形，夾雜其中。

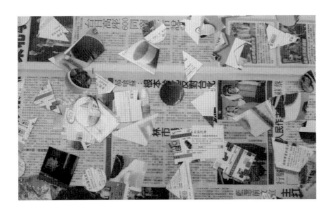

●**著色好好玩**：適合5歲以上兒童，需準備白紙、尺、色鉛筆或彩色筆，可訓練視覺注意力、空間概念能力。

方法1.：先在白紙上畫出5乘5的格子各兩個，將其中一個格子中隨機著色，再請兒童對照著色在另一格子中。家長可增加格子數目，如10乘10或15乘15，增加其困難度。

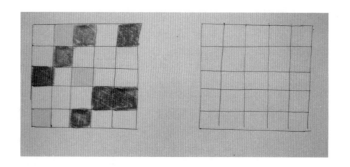

職能治療師：黃伊琳

媽呀！我不是貪吃鬼
— 改善孩子流口水的方法

親子遊戲 — 改善兒童流口水

「我的小孩都3歲了，還是會流口水，怎麼教都無法改善，以至於其他同儕的小朋友都不喜歡跟他一起玩，該怎麼辦才好呢？」這個問題應該是家長、幼稚園老師及早期療育人員的困擾。

雖然流口水是兒童發展必經的歷程，嚴重者在吃東西時，食物可能從嘴巴流出！但是，兒童隨著時間成長，這個問題會漸漸消失，如果還是持續有流口水的現象，可以藉由以下的方法來訓練兒童的口輪匝肌，並能促進親子關係！

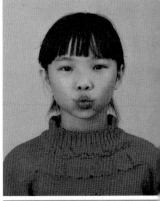

● **親親遊戲：** 鼓勵兒童主動做出親吻的動作，家長可先示範，並要求兒童將雙唇嘟起來，做出像親嘴般的姿勢，嘴唇嘟得越緊越好（右圖上）。每次維持5至10秒鐘，反覆練習10次。

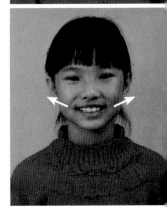

● **吹泡泡遊戲：** 利用吹泡泡的活動來誘發兒童將雙唇嘟起來，做出像親嘴般的姿勢，嘴唇嘟得越緊越好，並順勢呼氣吹出泡泡；結束後，將嘴唇轉換成「一」字型，並用力將嘴角往上提高，做出笑嘻嘻的表情（右圖下）。連續輪替此二動作10回合，動作越誇張越好。

● **吸管運動：** 當兒童攝取流質物品時，利用雙唇含住吸管，並要求吸取其物品。一開始可以使用較粗的吸管，當嘴唇閉合能

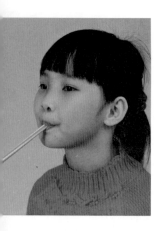

力進步之後，可以更改為較細吸管，增加嘴唇閉合的難度（左圖）。

●**拔河遊戲：**兒童利用雙唇含住經清洗過的壓舌板，含得越緊越好，大人輕輕施予力量，做勢要拉出壓舌板，然後要求兒童緊閉雙唇抵抗抽出的力量（下圖左）。

●**抿嘴運動：**鼓勵兒童做出抿嘴的動作，家長可以先做示範，並要求兒童將雙唇往嘴巴內吸，嘴唇吸得越緊越好（下圖右）。每次維持5至10秒鐘，反覆練習10次。

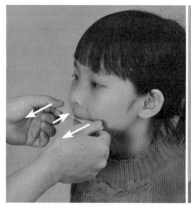
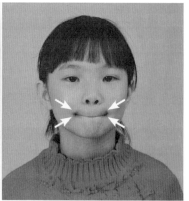

語言治療師：林于倫

♡ **健康小叮嚀** ‥‥‥‥‥‥‥‥‥‥‥‥‥‥‥‥‥‥‥‥‥

以上的動作是藉由親子互動遊戲的方式來改善兒童流口水的現象，如果兒童仍然持續流口水，建議需尋求復健科醫師或語言治療師，進一步評估，來解決問題。

我的孩子是鴨母蹄
── 扁平足的治療與復健

扁平足運動，適量刺激有助矯正

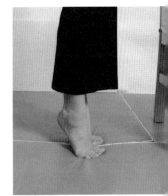

根據國內對扁平足盛行率的調查，發現高達65%的3至6歲小朋友，有不同程度的扁平足。扁平足常見的臨床表徵除了足跟外翻，因為是不正常的踝部關節排列，造成關節內壓力不平均，也因此容易伴隨足底筋膜炎、足跟痛及膝關節痛等症狀。

平時，家長也可觀察小朋友的內側足弓下降程度，以及鞋子內側磨損較嚴重的情況，判斷小朋友是否有扁平足。

扁平足的矯正，其治療的過程，除了穿矯正鞋墊外，尚需提供小孩足部適當的運動及適量的刺激，以期達到最大的改善效果。

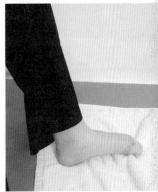

●**踮腳尖走路**：約走30至50公尺的距離，以增加肌筋膜張力（右圖上）。

●**腳趾扭毛巾**：用腳趾將毛巾扭曲成一團再張開（右圖中）。

●**拉筋運動**：腳掌站在階梯上，腳踝懸空，將身體重量自然放鬆，牽拉阿基里斯腱（右圖下）。

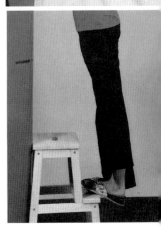

●**腳踝下壓**：將毛巾放置腳掌處，兩手拉住毛巾，腳踝下壓，以訓練小腿後肌的力量。

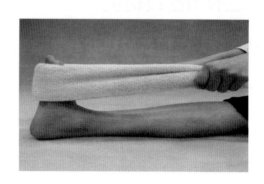

●**感覺暨運動整合訓練**：雙手扶在穩固處，赤腳站在滾筒上，讓滾筒往前往後滾動（下圖左）。

●**兩邊大腳趾夾沙包**：採坐姿，利用兩邊大腳趾將沙包由左邊夾到右邊（下圖右）。

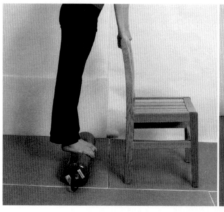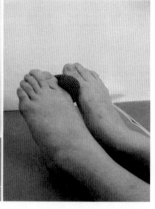

物理治療師：黃睦升

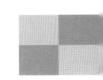

騎馬機的妙用
── 強化兒童骨盆控制及肌力

騎馬機律動─強化兒童骨盆控制及肌力

「我的小孩快滿2歲了，走路還不太穩，怎麼辦？」常見心急的父母，提出上述問題。

小孩過了一歲半，還不會自己走路，除可能是下肢較無力、先天性結構異常，或有肌肉張力異常的問題之外，「骨盆控制不好」，常是家長容易忽略的原因。

骨盆控制不好，會導致兒童出現不良的站姿與坐姿，以及身體的協調性、平衡感不佳。

骨盆位於身體的中間位置，對於上、下肢的動作發展與姿勢控制，扮演重要的角色，若骨盆控制不佳，在學步期可能會造成「粗動作」發展遲緩，較慢學會走路、走路搖晃不穩、較一般孩童容易跌倒、不愛活動；學齡期的兒童，可能會有坐姿和站姿不良、協調性差與體育活動參與少的困擾產生，進而影響日常活動或學業表現。

最直接的改善方法可騎乘騎馬機，加強兒童的骨盆控制及核心肌肉群肌力。藉由騎馬機的律動，搭配簡單遊戲或韻律體操，可逐步增強兒童骨盆控制能力，並強化軀幹肌力，增進軀幹協調性與穩定性，以及姿勢矯正等效果。

◎以下為三個簡單實用的騎馬機運動：

●坐姿，配合騎馬機律動，做簡易動作如雙手側向平舉，兩手交
替前後擺動，或揮拳動作。

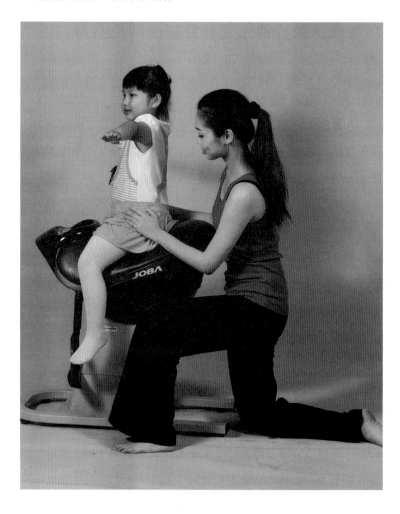

●側坐，雙手可自然擺放或插腰（下圖左），做雙手平舉（下圖右）或身體左右擺動的動作（最下方圖）。

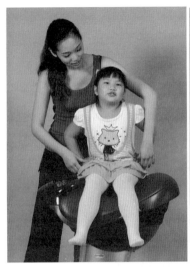
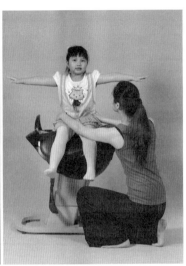

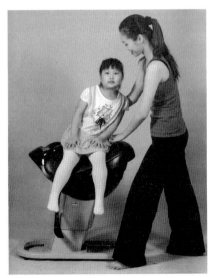

●坐姿，和父母玩互相拍手遊戲或丟接球遊戲。

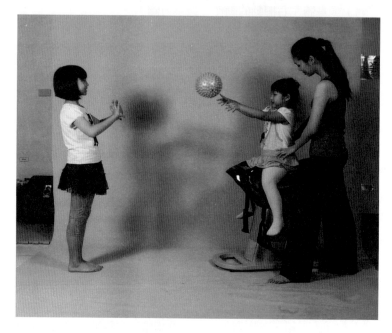

物理治療師：黃瓊慧

♡ 健康小叮嚀 ••••••••••••••••••••••••••••••••••

健康小叮嚀：要特別注意的是，騎馬機需有大人陪同兒童騎乘

操作，不但可增進親子同樂，而且兼具安全與運動成效。

我家有個小小王羲之
—— 如何幫孩子寫出一手好字

小朋友握筆寫字前，先練拿筆正確姿勢

　　家長常擔心自己的小孩握筆姿勢不正確，或寫字寫不好。其實，在小朋友開始寫字前，有許多技巧與要素是需要被建立的。

　　這些必備要素包括：上肢穩定度、手指小肌肉的肌耐力、手指靈活度、手眼協調、左右區辨、對於身體姿勢或動作方位的察覺能力（又稱為本體覺），以及對於相似文字或符號的辨識能力，並能畫出簡單的幾何圖案。

　　一般來說，這些要素與技巧，大約在七歲左右會發展完成，家長可在學齡前，針對這些必備要素讓小朋友練習，為將來的書寫活動做準備。

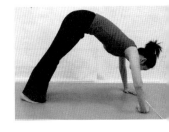

◎**書寫能力的必備技巧練習：**

●與小朋友玩「大熊走路」的遊戲：注意手肘要微彎，不可過度伸直；或是雙手撐地板的體操、瑜伽動作，可以促進上肢的穩定度與肌耐力（右圖上）。

●用夾子夾彈珠可促進手指肌力。

●以大拇指、食指、中指三指將黏土搓圓，可訓練手指的靈巧度（右圖下）。

●在不同大小的圓圈圈內，蓋上大小相符印章的印章遊戲，可促進手眼協調。

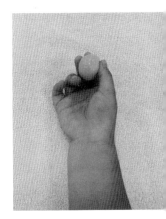

●成熟的握筆姿勢也是書寫活動中，不可忽視的一部分。常見的握筆姿勢，由大拇指、食指指腹，與中指側面指節固定筆桿（圖左），虎口打開，手腕微微上提，小指指側的手腕和手臂靠在桌面上提供支撐；另外還有一種握筆方式，是由大拇指、食指、中指指腹，與無名指側面指節固定筆桿的方式。

●有些小朋友剛開始學習握筆時，有手腕上提角度不足的現象，會影響書寫時的靈活度，可讓小朋友嘗試在垂直面上操作工具，例如：在直立的白板上畫畫、把豆豆拼進垂直的豆豆板上，促進手腕的上提，幫助虎口張開（圖右）。

　　書寫能力必須仰賴上述基本要素的成熟，有良好的基礎，才能有良好的書寫技巧。

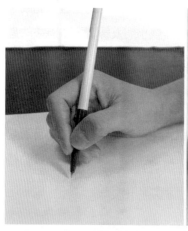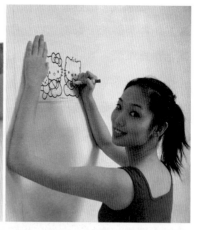

職能治療師：許怡婷

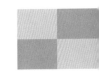

成就一生的好習慣
─ 正確姿勢的養成教育

姿勢不良脊柱側彎─不只痛，還會影響外觀

　　小朋友如果讀書、寫字，姿勢不正，上課時，習慣趴在桌上看黑板，平時常翹腳，玩電腦，以及半坐半躺著看電視，小心，長期姿勢不良，造成脊柱側彎。

　　脊柱側彎，除了姿態不美觀、容易腰痠背痛，甚至會導致胸廓變形、影響心肺功能。因此，家長應適時導正，養成小朋友良好的姿勢習慣；同時，做做以下運動，有助於預防脊柱側彎：

●**背肌伸展運動1.：** 跪姿，臀部坐在雙腿上，身體往前趴，臀部持續坐在雙腿上，避免抬起，雙手往前延伸，類似膜拜的動作。伸展到緊繃的感覺，維持10至15秒，重複做5至10次，此運動可增加背部肌群柔軟度。

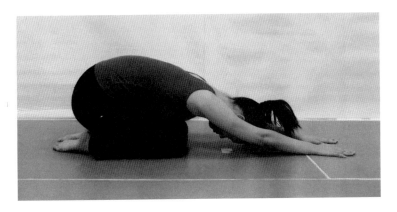

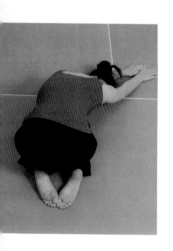

●**背肌伸展運動2.：**延續上述背肌伸展運動一的姿勢，手掌慢慢往右移動，身體漸漸彎向右邊（左圖），維持10至15秒，再換邊伸展，兩邊交替重複做5至10次，可強化背部彎曲及旋轉肌群柔軟度。

●**背肌肌力訓練：**身體呈趴姿，雙手抬起至耳邊，手心朝上，上半身抬起，直到肩膀離地面（圖上）；接著雙腳伸直抬起，類似超人飛行的姿勢（圖下）。維持10至15秒，重複做10至至15次。

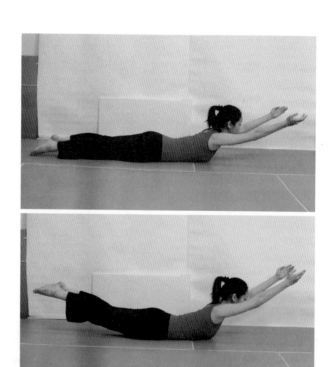

●**腹肌訓練**：平躺，雙腳伸直靠在牆壁，手放肚子，臀部抬起，抬離床面即可，維持10至15秒，重複做10至15次，可強化背肌、腹肌及核心肌群，增加軀幹穩定。此動作應避免抬太高，導致重心落在頸部，易生傷害。

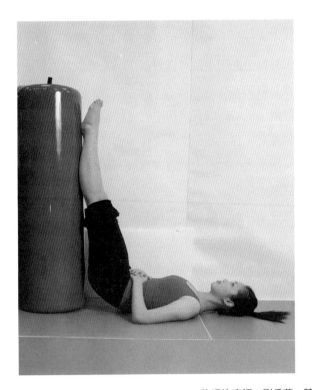

物理治療師：劉季花、陳育昌

♡ **健康小叮嚀** ‧‧‧‧‧‧‧‧‧‧‧‧‧‧‧‧‧‧‧‧‧‧‧‧‧‧‧‧‧‧‧‧‧‧‧‧

在伸展運動時，延展到緊繃感即可，且應視身體狀況，量力而為，避免運動傷害！

讓孩子越玩越聰明
── 幫助幼兒身心發展的遊戲

玩黏土創作──有助幼兒身心發展

　　你的小孩玩黏土嗎？別怕弄髒了小孩的雙手、家中的地板和桌面，因為黏土創作不但可以豐富小朋友想像力，對幼兒手部發展，也很有幫助。

　　「遊戲」是幼兒成長過程中的生活重心，透過遊戲，孩子獲得快樂和滿足，且主動探索的歷程，也可刺激腦部發展，建立各種概念，增進動作和肌肉的協調發展，從中學習表達情緒、溝通及解決問題的能力。

　　大部分幼兒都喜歡從事捏做塑形的遊戲，黏土創作，即是一種需要手腦並用且富含無限創意的遊戲。學齡前兒童經由黏土捏塑，探索形體，接受大量的觸覺與視覺刺激。家長千萬別抹煞如此經濟又隨處可得的學習發展機會。

　　不過，須提醒家長的是，這是一個從遊戲及玩樂中學習的過程，家長多一點參與，增加親子互動的樂趣，自自然然會呈現預期的效果；千萬別操之過急，切勿錯把它當成競賽目標，按表操課，喪失於遊戲中發展的樂趣，將適得其反。

職能治療師：高婕螢

年齡階段	幼兒手部的發展	操作黏土的表現	參考圖例
1歲之前	嬰兒的小肌肉不靈活，只懂得觸弄，或抓握小玩具。	將黏土握於手掌中，用整個掌心抓握著黏土，藉由黏土的軟硬度來增加手部的觸覺刺激。	
1~2歲	手指的協調性開始增加，可以使用手掌做出拍打、按的動作，還可以伸出食指，做出蓋手印般的動作。	將整個掌心壓或拍打在黏土上，還可以用手指頭在上面按壓出花紋。	
2~3歲	手腕的動作較成熟，雙手可以開始從事協調性的活動，像是雙手搓揉。	用雙手將黏土搓揉成長條狀，再捏一小塊黏土，搓出一個小湯圓。	
3~4歲	孩子會使用工具性玩具，像是玩具刀叉。	玩拌家家酒，把黏土當作食物，學著用玩具刀分割食物，會用模具在黏土上，壓出形狀。	
4~6歲	孩子操作黏土的技能更加成熟，喜歡自我創作，能做出具體的主題。	具有主題性的捏塑	

親子操
—防駝背、強肌力

雙人親子操，是親子相處時，最佳的互動媒介，動一動，不但可促進親子關係，且透過親子操，可以活動筋骨，並強化肌力，預防駝背及脊椎側彎等問題，好處多多。

●**下肢伸展操：**小朋友平躺，大人抓起小朋友的腳丫，將大腿抬起，跨放在大人的身上。托住小朋友的膝蓋，小朋友感到大腿後側有緊繃感，維持姿勢15至30秒，每天1至2回，每回10次（圖左）。

●**掌心雷：**在地上畫上二個圈圈（距離約20至30公分），兩人各站在一個圈圈內。兩人面對面，掌心對掌心，彼此互推，先往上、再往下，再往左、右，比賽看誰先跌出圈圈（圖右）。此動作可強化肩膀及軀幹肌力，增進手部協調動作。

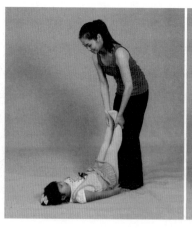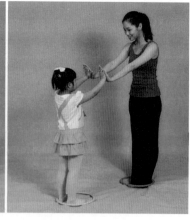

●**你來我往**：坐姿，雙腳伸直（大人的腳較長，可以與小朋友
　交疊在一起），兩人面對面手拉手，將對方牽拉過來，直到躺
　下，再順著對方牽拉力量仰起身。

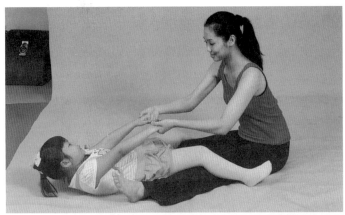

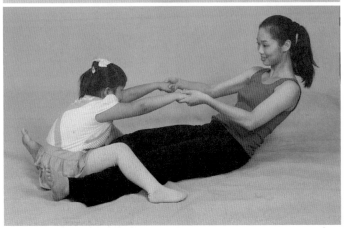

物理治療師：劉季花

♡**健康小叮嚀** •
　大人不要過度用力，以免小孩受傷。

剪剪樂
── 培養孩子的手部功能

　　家長常會提到「小朋友還不太會拿剪刀」、「剪得亂七八糟的」。手功能的發展中，使用剪刀為關鍵的一環。

　　一般而言，約4歲的小朋友可使用剪刀沿著線，將紙剪開。因此，家長們可在家利用玩具與活動，為2至4歲的小朋友培養使用剪刀的基礎能力。

◎**手指力量訓練：**可依小朋友的手部肌肉力量，選擇不同的玩具，如輕度阻力：響板或滴管；中度阻力：洗衣夾或水槍；重度阻力：打孔器等，來訓練手部出力捏、握緊的動作。

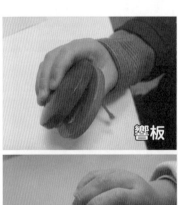

響板

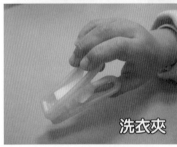

洗衣夾

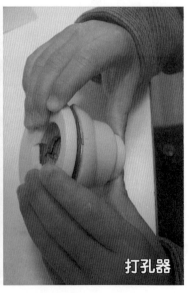

打孔器

◎**雙手協調能力訓練：**使用剪刀時，需一手穩定紙張，另一手按壓剪刀，因此，利用須上緊發條的玩具，要求小朋友使用非慣用手要能持續的握住玩具，慣用手捏著旋鈕上緊發條（圖上），可以訓練雙手協調能力。

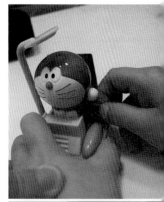

◎**手眼協調能力訓練：**使用剪刀沿著圖案邊線剪裁時，需要眼睛與手相互協調配合，可利用兩種方式訓練：

●選擇尺寸略大於小朋友手的安全鉗子或鑷子（圖中），教導小朋友使用大拇指、食指與中指以安全鉗子或鑷子，將小東西夾入容器中，夾起的物品大約跟5元硬幣大小相似；若小朋友可輕鬆完成，可將物品與容器的口徑縮小來增加困難度。

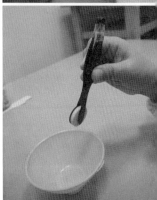

●投錢幣：家長將玩具存錢筒的投幣孔擺放與身體水平（圖下），鼓勵小朋友使用非慣用手固定玩具存錢筒（不可轉動），以慣用手將錢幣投入，家長可調整投幣孔呈垂直或各種角度，增加手腕在不同角度下，使用工具的能力。

職能治療師：黃　中

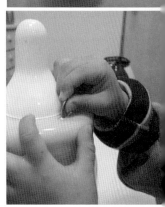

♡ **健康小叮嚀** ··

家長請適時給予孩子讚美、鼓勵，並依孩子的能力調整困難度。

可試著介紹「剪刀」這項物品的名稱、形狀，接著示範剪色紙給小朋友看，為實際使用剪刀預作準備。

如果小朋友在使用剪刀活動有困難，建議可向復健科職能治療師詢問，以獲得協助。

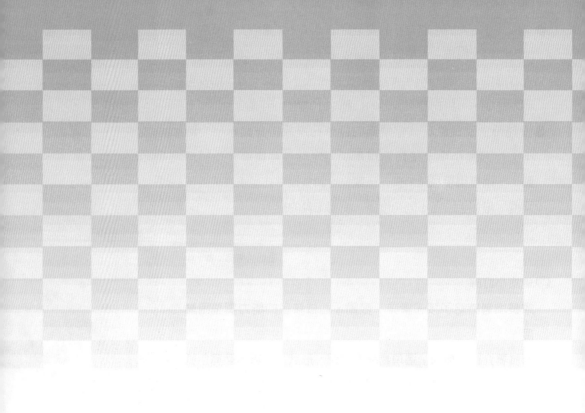

Part 5
復健師教你怎麼動最健康

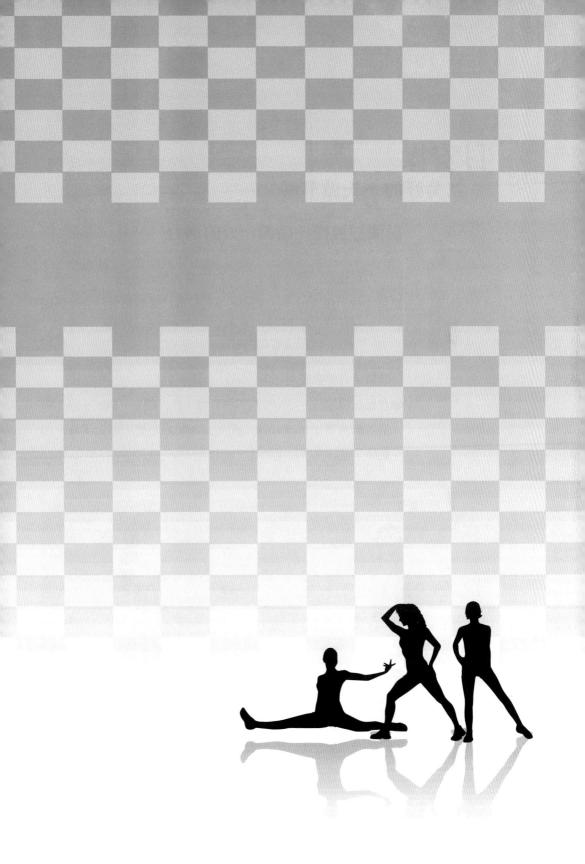

日安操
　為美好的一天做準備

晨間舒展操—儲備一天的活力

　　「日也操、暝也操！」「你的身體是否過勞了？」上班族經常超時工作，可在早上睡醒時，利用10分鐘做做活力舒展運動，可放鬆下半身的筋骨，也為新的一天儲備活力。

◎晨間活力健康操：

●**脊椎旋體伸展**：可伸展腹肌與脊椎。採高跪姿，微收小腹。吸氣並配合雙手抬高90度（圖左）；吐氣時雙手與上半身一起旋轉，並緩慢增加至90度（圖右）。左右側交替各5至10次。

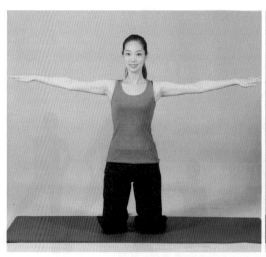
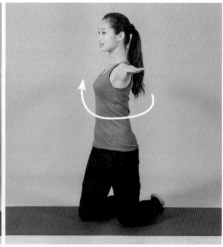

●**肩臀伸展：**可伸展肩膀與臀肌。採高跪姿，長吸一口氣（圖
上）；吐氣時，讓屁股盡可能地靠近腳跟，雙手儘量往前延
伸，類似膜拜的姿勢（圖下）。

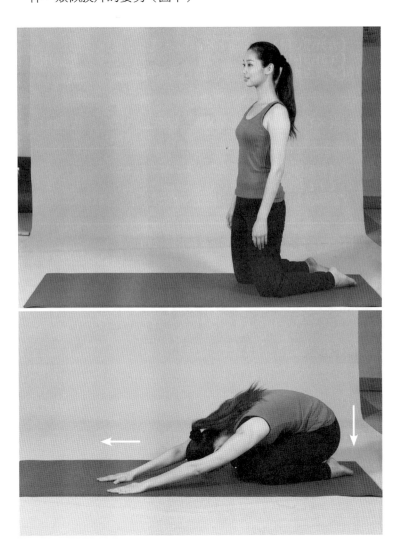

●**大腿伸展**：坐姿，右腳伸直，左腳儘量屈膝，讓左腳平貼床面
（下圖）；微收小腹，吐氣時，將上半身儘量靠近右膝蓋，可
伸展右大腿後肌、左大腿內側肌群（右頁圖）。左右側交替各
5至10次。

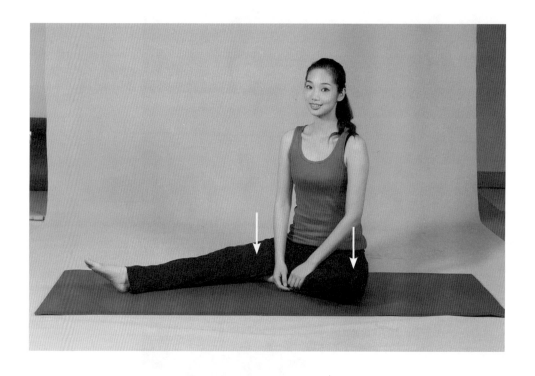

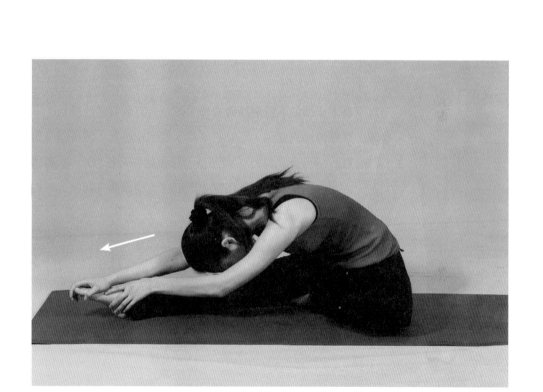

職能治療師：徐瑛雅

♡ **健康小叮嚀** ••••••••••••••••••••••••••••••••••••••

若疲勞、全身關節、肌肉僵硬痠痛等症狀，即使充足休息仍無法
改善，則建議儘速求助專業醫師，為您的健康把關，若延誤治療
時機就得不償失了。

下床暖身操—給你一天靈活的開始

晨起低溫，周邊血管收縮，加上經過一夜睡眠，你是否感到下床時下肢僵硬、寸步難行！尤其老年人、下肢關節有舊傷的患者，或是周邊血液循環較差者更為顯著，而且還有跌倒的危險，不可不慎。

◎以下為下床前的下肢關節暖身操，讓一天有個靈活的開始：
●髖、膝關節伸展運動：平躺時用雙手環抱住膝蓋，將膝蓋往胸口拉近，兩腳分別施行（圖左）。每個動作維持5秒，重複10次。膝蓋會疼痛者，可利用雙手環抱住大腿後側（圖右），以避免膝蓋承受過大壓力。

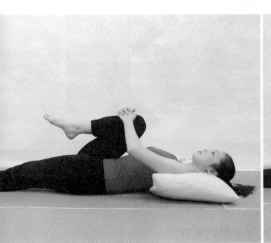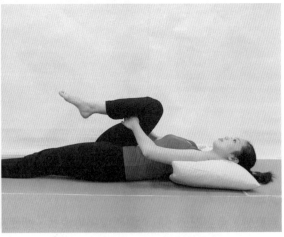

●**髖關節伸展運動**：平躺時將右腳踝置於左膝上，用左手將右膝
　往左並往床的方向下壓，上半身仍平貼於床上，感覺右邊臀部
　有微微拉緊的感覺即可，反之亦同。每個動作維持5秒，重複
　10次。

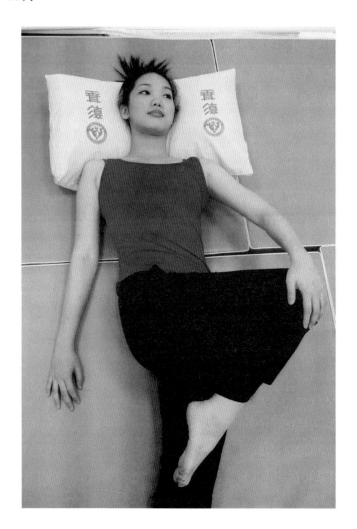

●**膝關節舒展運動**：坐於床緣雙手輕扶床邊，兩腳交替伸直各約 30下。

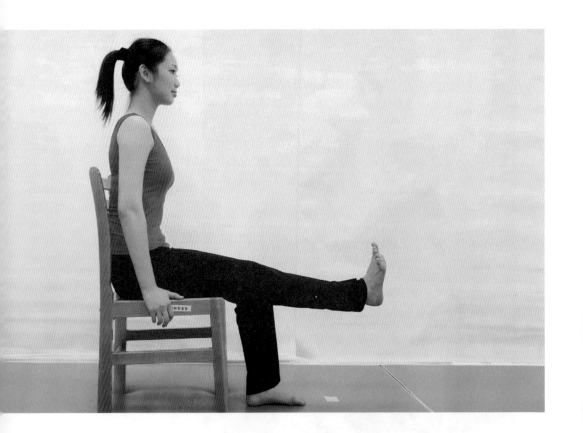

●**膝關節按摩舒緩運動：** 可沿著膝蓋骨周圍輕揉，力量適中不宜

　過大（圖左）。

●**踝關節環繞運動：** 坐於床緣雙手輕扶床邊，將膝蓋伸直後以腳

　尖畫圓的方式伸展腳踝（圖右）。兩腳分別實行，約重複15

　下。

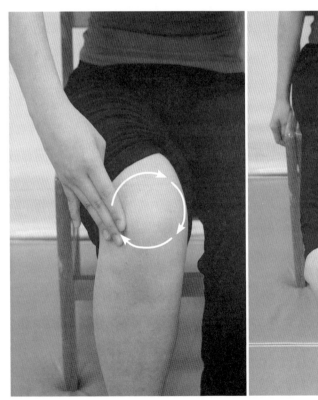 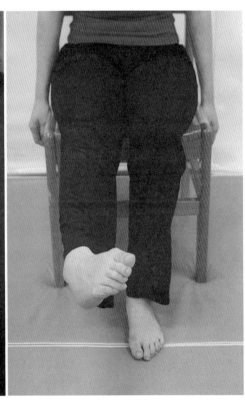

物理治療師：王威智

元氣操
― 身體好，運氣好

迎春健康操 ― 補氣行大運

　　打拼事業的上班族，放完年假，重回工作崗位時，若想要像跳躍的兔子，擁有矯健身手及有力的雙腳，但不想紅著眼睛疲於奔命，可藉由以下的事業長紅操，讓你新春行大運，氣勢長紅。

◎迎春健康操：

●眉開眼笑運道旺：

　　針對開車、文書及消耗眼力的工作，引起眼睛疲勞，可藉雙手互相搓揉暖和後，以掌側拇指下方較為軟厚的部位（圖左）按摩，由眉心順著眉骨至外眼角定點作劃圈5秒鐘，再沿著下眼框回至眉心定點作劃圈5秒鐘（圖右）。可重複繞行眼周5至10次，來緩解眼部肌肉的緊繃感。

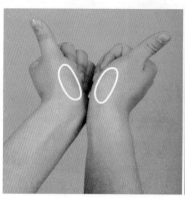
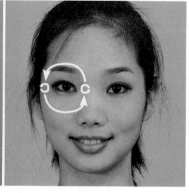

● 屈腿蟄伏、開襟展臂躍龍門：

　　久坐及久站，皆容易引起下肢緊繃不適及腰背痠痛。採取站姿，雙腿距離與肩同寬，雙手在胸前合掌，向下牽張手部及肩部，並屈膝微蹲（圖左），接著將雙腿蹬直、挺直胸腰、踮腳尖，同時雙手合十向上延伸，再往外打開伸展，做胸廓、肩膀上肢伸展運動，以達到軀幹與下肢充分的伸展（圖右）；此動作可反覆伸展5至10次。

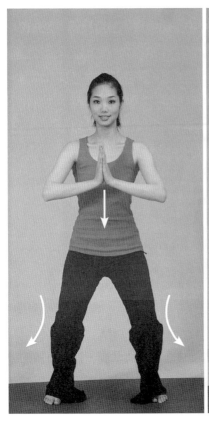
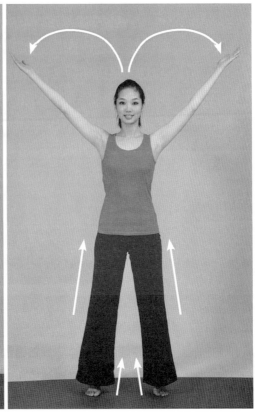

●扭轉乾坤體康健：

　　扭轉乾坤的動作，站姿，雙腿距離與肩同寬，雙手撐腰，以腰部畫圓的方式，由小而大畫圈，繞行5圈再反向5圈。「腰部」是身體活動的樞紐，如果受傷了，連走路活動都有困難，所以，藉由腰部運動，來維持正常的活動範圍，減少受傷機會。

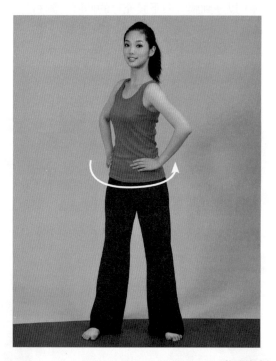

物理治療師：游耀東

♡ 健康小叮嚀 ••••••••••••••••••••••••••••••

　　長時間的工作中，需要適當的休息與伸展活動，如有持續的痠痛與不適，應儘早尋求專業醫師及治療師的診斷治療，以減輕症狀。

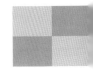

充電操
— 運動，是為了走更長遠的路

伸展運動活絡肩腰，幫身體充電

「你累了嗎？」長時間疲勞累積的結果，常造成身體肌肉越來越僵硬，痠痛問題悄悄爬上身，而且感覺一天累過一天，做任何事都使不上勁。這個時候，可以藉由一些伸展活動，來幫身體充充電。

適度的伸展運動，具有以下的效果：伸展肌肉與活化中樞神經，提供身體更多的氧氣，改善全身血液循環。

◎以下的伸展操，可以幫助我們「活絡人生」：

●肩膀前胸伸展：十指在背後交扣，掌心向後，往後往下牽拉，
　做肩胛夾緊動作，伸展前胸與肩膀肌肉群，動作停留10秒，
　重複10次。

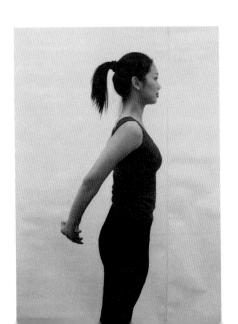

●**身體側彎伸展：**十指交扣，掌心向上，往上牽拉，再將身體依
　　序向兩側側彎，伸展身體與上臂兩側肌肉，動作停留10秒，
　　重複10次。

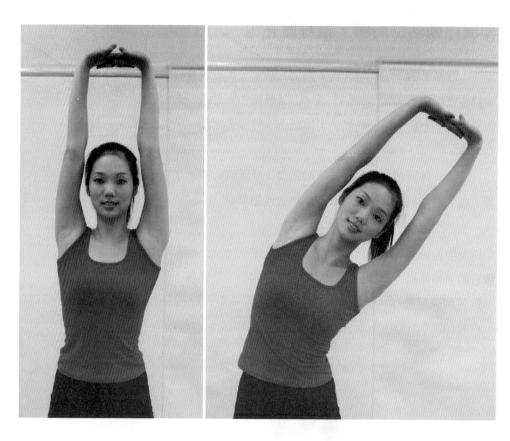

●**身體旋轉伸展：**十指交扣，掌心向前，往前牽拉，身體依序向
兩側旋轉，伸展身體兩側及腰部肌肉，動作停留10秒，重複
10次。

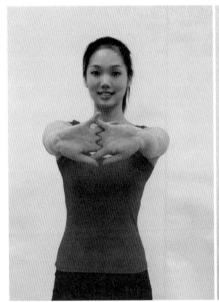 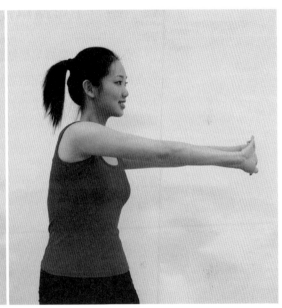

物理治療師：游耀東、黃瓊慧

♡ 健康小叮嚀 ‧‧‧‧‧‧‧‧‧‧‧‧‧‧‧‧‧‧‧‧‧‧‧‧‧‧‧‧‧‧

‧配合自然呼吸的速度進行伸展，過程中不要閉氣用力。

‧伸展運動慢慢進行且宜量力而為，避免伸展時產生「痛」的
感覺，造成肌肉拉傷。

‧若有脊椎問題或關節受傷者，進行伸展操前，最好先詢問醫
師或物理治療師。

健美操
― 美麗人生總在減重後

動一動―字母操幫你減壓甩「腹」擔

春節假期，最容易暴飲暴食，小心高蛋白、高脂肪、高熱量的食物攝取偏高，腰圍跟著增加，「代謝症候群」悄悄上身。以下字母操，幫助我們甩開身體的游泳圈。

◎字母操：

●倒C字操：站姿，右手可以扶著椅子幫助平衡，左手抬起跟著身體側彎向右；同時，右腳側向抬起約30度，然後再交替換邊。

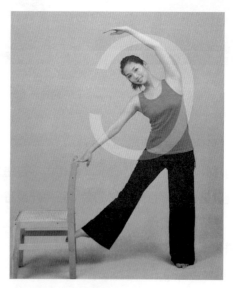

●**W字操：**站姿或坐姿，吸氣，雙手手肘彎曲90度，合併靠攏
放在胸前（圖上）；並配合呼吸的吐氣及收小腹，雙手再緩慢
打開，與身體平行（圖下）。

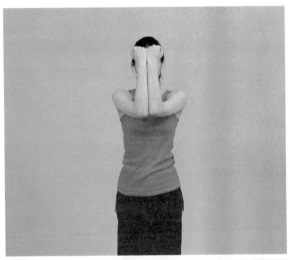

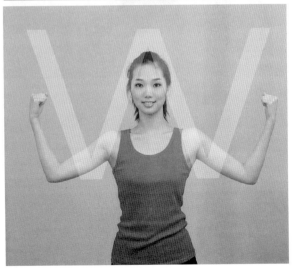

●**L字操**：站姿，前方放置椅子，右腳抬起放在椅面上，膝蓋伸直，雙手交疊輕放在膝蓋上，腳尖儘量蹺起；雙手慢慢向前延伸，身體緩緩往前傾，當大腿後方及小腿肚感到緊繃時，維持3至5秒，身體再緩緩抬起。雙腳交換。每天1至2回，每回10次，須以緩和速度伸展。

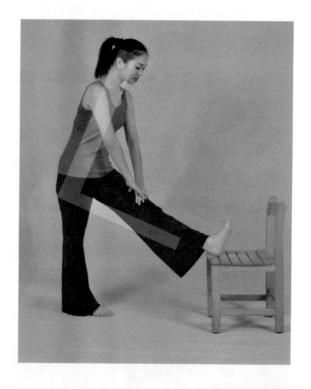

物理治療師：劉季花

♡ **健康小叮嚀** ·

運動需以緩和速度執行，速度太快時易造成過多痠痛。運動後，些微痠痛是正常現象，可配合伸展運動來緩解。

甩油健康操—幫忙Hold住好身材

　　年節期間，很多人擔心身材走樣，甚至面對滿桌豐盛佳餚而舉「箸」不定。除了注意年節食品的健康取向，建議大家不妨每天利用10分鐘，做做「甩油健身操」，讓你維持好身材，新春攏歡喜。

◎甩油健康操：

●**拱橋運動，臀部肥肉掰掰**：平躺姿勢，兩邊膝蓋約成90度彎曲並且靠攏，兩手輕鬆置於身體兩側（圖上）。兩側臀部用力，將腰部往上抬，使大腿與腰部成平行姿勢約10秒鐘（圖下），反覆30次。

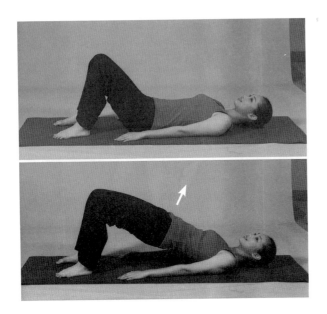

●**進階拱橋運動，強化大腿曲線：**起始姿勢與前頁上圖同。將左腳伸直離開地面，接著，臀部用力將腰部往上抬，並保持左腳與左側臀部不會往下掉，維持此姿勢約5至10秒鐘，反覆15次，再換右側。

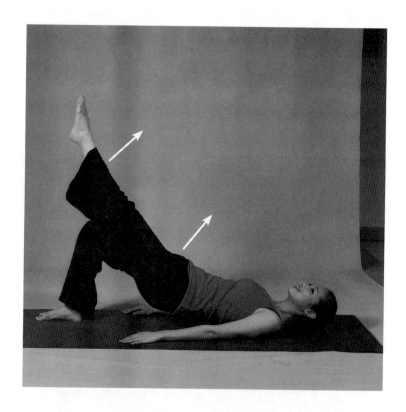

●**腹部運動，小腹不要來**：起始姿勢與左頁上圖同。兩腳靠攏並
且同時彎曲，將膝蓋往胸部方向靠近。再慢慢地將雙腳伸直，
平放於地上，反覆15次。

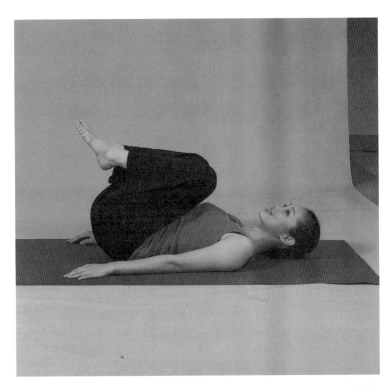

物理治療師：曾柏儒

♡ **健康小叮嚀** ●

運動時皆應保持正常的呼吸速度（不可憋氣），並且緩慢進
行，依自己身體能負荷的程度增加運動量，才能避免運動傷
害，達到事半功倍的效果。

毛巾操
—為身心靈拉出一片藍天

Office瘦身操—毛巾伸展操

上班族長時間埋首處理公事，工作中常忘了適時起身活動身體，且工作的壓力與緊張，也常導致身體出現不舒適的症狀，如肩膀、頸部、腰部、背部等肌肉痠痛、關節硬化，或甚至下背痛、血液循環不良等，不僅會減損工作效率，更會對健康造成莫大的威脅。

建議不妨利用隨手可取得的毛巾或彈力帶，做些簡單的伸展操，可讓我們緊張的肌肉、關節得以放鬆，再配合呼吸調息，有效紓解緊張的心情或工作上的壓力，對於增強身體的免疫力也頗有助益。

◎以下提供適合在辦公環境進行的毛巾伸展操：

●**步驟1.**：手執毛巾，雙腳微開，雙手平行張開與肩同寬，自然垂放。

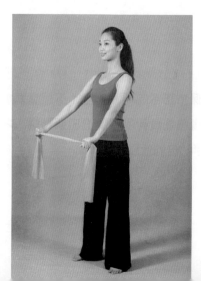

● **步驟2.**：吸氣，雙手慢慢平行上舉，越過耳朵，維持伸展5秒
　　鐘（圖左）。

● **步驟3.**：吐氣，再儘可能轉向背部伸展，當感到緊繃時，維持
　　姿勢伸展5秒鐘（圖右）。

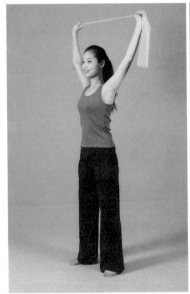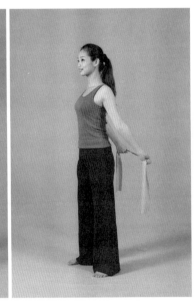

彰化基督教醫院鹿基分院院長：杜思德

♡ **健康小叮嚀** ●●●●●●●●●●●●●●●●●●●●●●●●●●●●●●

　　以上動作皆需以緩慢的速度伸展起，伸展到關節附近的肌肉適
當繃緊即停住，保持繃緊狀態約5秒左右，過程中要進行緩和
的呼吸，如此每種動作施作1至2次即可。上班期間大約每隔2
至4小時之間可重複執行一次。

福虎生風—活力毛巾操

．．．．．．．．．．．．．．．．．．．．．．．．．．

　　「你累了嗎？」春節值班留守之餘，不妨起身做做毛巾活力
操，掃除疲勞，提神醒腦，自然虎虎生風，精神好。

◎活力毛巾操：

●雙腳與肩同寬，雙手各拿著毛巾的一端，將毛巾拉平向上舉，
　深呼吸數次，再慢慢的將上半身向右側彎，維持5至10秒後，
　回復到正中位置，同樣動作再向左側彎。

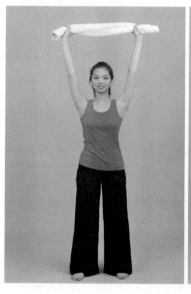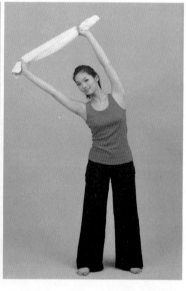

●毛巾置於背後，先右手在上，左手在下，右手慢慢將毛巾往上
　拉，停留10秒，再慢慢放下，重複10次後，再換手做。

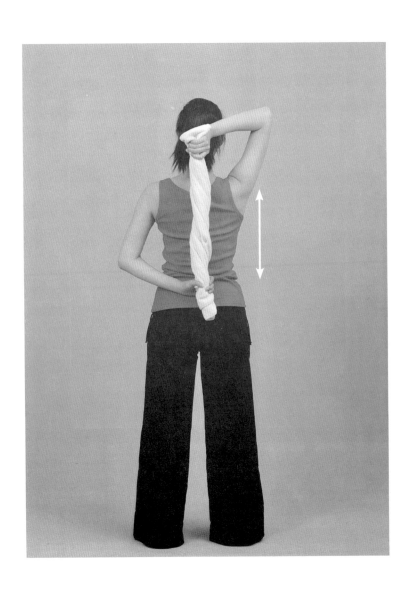

●雙腳與肩同寬，雙手將毛巾置於頸後拉平，將左腳抬起，向右
　手肘方向靠近，兩側交替做，重複10次。

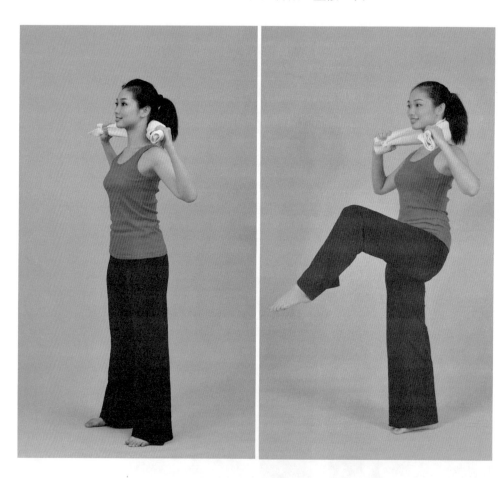

●雙腳弓箭步，雙手將毛巾向前舉平，上半身向左旋轉，停留10

秒後，回正、再向右旋轉，雙腳弓箭步可交替做，重複10次。

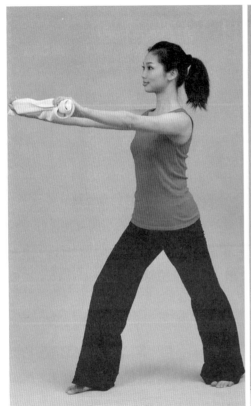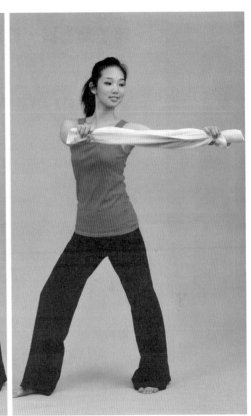

物理治療師：趙涵芩

♡ 健康小叮嚀 ••••••••••••••••••••••••••••••••

毛巾可用衣服或是繩子代替，任何伸展動作或是運動都要「循

序漸進，配合呼吸節律」，不需勉強也不要閉氣、用力，才能

達到舒展肢體的效果！

動物操
── 零距離的親子交流

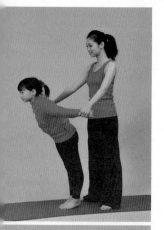

親子動物操，健康迎新春

　　春節期間正是全家相聚好時光，除了吃零嘴談天外，不妨一起做做健康操，既能伸展筋骨、紓緩疲憊，也是親子互動的最佳選擇。

◎親子運動操：

●企鵝報喜：伸展手臂、上背及軀幹，改善兒童姿勢不良。

　　小朋友與大人一前一後站立，二人相距約小朋友伸直的手臂長。小朋友的雙手手心翻出，手臂伸直旋轉伸展到背後，大人抓著小朋友的手臂，讓小朋友身體微微前傾，維持15至20秒再放鬆（圖上）。

●狗來富：背部肌群伸展。

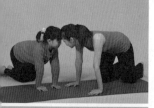

　　小朋友與大人並排四足跪姿（小狗趴姿），兩人中間預留約手臂長寬度，兩人身體同時側彎伸展向對方，彼此頭碰頭，讓頭及身體往足部延伸。維持10至15秒後，兩人可再互換方向，換邊伸展（圖中）。

●神龍擺尾：小朋友趴在球上，手掌撐在床面將上半身撐起，大人抓著小朋友的小腿以維持平衡（圖下），讓小朋友用雙手支撐行走，可前進後退。可強化上臂肌力，提升精細動作表現，同時也會增加軀幹肌力。

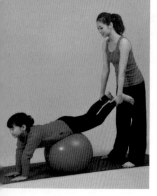

●**揚眉兔氣：**胸廓伸展。

　小朋友蹲坐靠在球上（圖左），大人協助固定平衡球，小朋友
的雙腳膝蓋伸直，讓身體順勢往後仰，躺在球上，雙手向兩旁
伸展開如大字型，維持5至10秒，再回到蹲坐姿（圖右）。

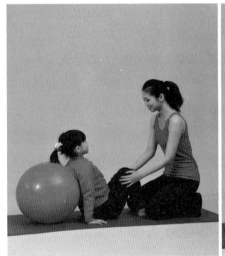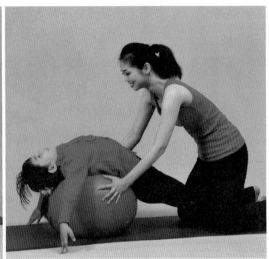

物理治療師：劉季花

♡ **健康小叮嚀** ‥‥‥‥‥‥‥‥‥‥‥‥‥‥‥‥‥‥‥‥‥

　每個運動各重複做5至10次。伸展運動達到緊繃的感覺即可，
避免牽張過度，造成運動傷害，大人不要過度用力，以免小孩
受傷。

舒眠操
─ 我與睡美人有個約會

睡前動一動，助眠有一套

「清晨的節奏響起，向世界說聲早安，青春洋溢、神采奕奕；為生活加把勁……」

這首歌道出了一早醒來的人們，應該是充滿豐沛朝氣，但大多數現代人，飽受失眠之苦，一覺之後還是意猶未盡，覺得非常的疲累，心裡仍眷戀著被窩：「好想再睡喔！」

想要一夜好眠，睡前不妨做一些助眠活動，可以消除整天的疲勞，降低下肢水腫，緩和心情與放鬆全身肌肉，讓身心達到舒眠的狀態。

◎**睡前的助眠操：**

●**左右轉身運動**：平躺於床面，雙手置於腦後，雙腳屈膝，依序往左右兩側慢慢翻轉下半身，盡量維持上半身不動，伸展腰部肌肉及活動下肢，重複此動作10至15次。

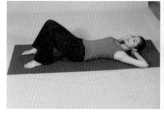 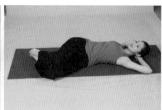 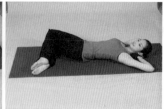

●**伸屈運動：**平躺於床面，雙手抱在大腿後側，將兩腳往胸部方
　向靠近，之後將兩腳慢慢伸直，恢復成平躺姿勢，再將四肢伸
　展成大字型，重複此動作10至15次。

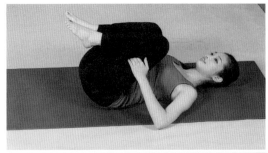

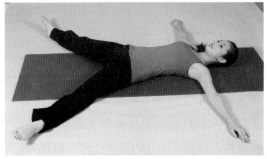

物理治療師：黃瓊慧

♡ **健康小叮嚀** •

‧作這些運動時不要閉氣用力，應慢慢進行且量力而為，避免產
　生痛的感覺，造成肌肉拉傷。

‧睡前運動勿過度激烈，應和緩進行；平順呼吸，避免心跳加速
　過快。

‧若有脊椎問題或關節受傷者，進行伸展操前，最好先詢問醫師
　或物理治療師。

情人操
─ 越愛戀越健康

情人健康操，心心相印

　　情人節怎麼過？許多夫妻、情侶選擇外出遊玩及吃大餐，但盡興之餘，難免也會擔心吃多怕胖，或是遭遇塞車之苦，以致身心俱疲！此時，做做雙人健康操，增加親密接觸，加倍健康；情人不在身旁或沒有情人者，也可以和親友一起伸展筋骨，動一動喔！

◎**甜蜜情人健康操：**

●**心心相印：**男生站在女生的右側，並排站，男生的左手插腰，高舉右手手臂、手肘打直、掌心朝左；女生則右手插腰，高舉左手手臂、手肘打直、掌心朝右；接著，男生上半身往左側彎，女生往右側彎，兩人的指間相碰，維持5秒，重複10次後，交換位置操作。

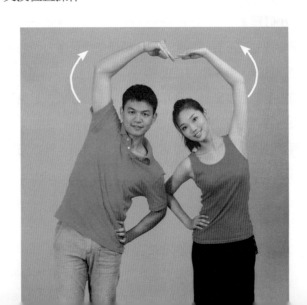

●**扭腰運動：**兩人面對面站立，雙手向前舉起至水平，掌心對掌心，雙手同時水平，左右側同向移動，約30度，扭腰伸展，停5秒，重複10次後，換邊操作（圖上）。

●**相敬如賓：**站姿，兩人面對面手握手，同時雙手高舉再放下，重複10次（圖下）。

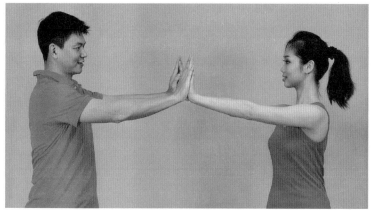

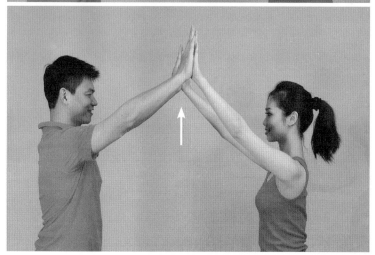

●**步步高陞**：仰躺（腳對腳），男生左腳和女生右腳伸直交疊，男生右腳及女生左腳彎曲腳掌相碰，同時將腳往上伸直，感覺大腿後側拉緊，停5秒再放下，重複10次後換腳操作。

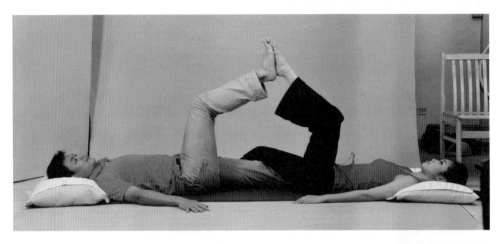

物理治療師：陳泓翔

♡ 健康小叮嚀 ••••••••••••••••••••••••••••••••••

　　上述動作緩慢進行即可，如有不適，應停止運動。

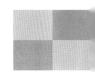

延壽操
── 阿公阿嬤動起來

足球健康操 銀髮族防跌保健

　　風靡全球的足球運動，也是老人「防跌」的利器？

　　沒錯！足球場上選手飛奔，強健體力過人，雖讓人很難將足球運動與老年人防跌保健聯想在一起，其實足球的停球、運球、射球，每個動作包含了身體軀幹控制、腳眼協調、動態平衡及下肢肌力強化，稍加調整，就是預防跌倒及保健的足球健康操！

◎**足球健康操：**

● **懷中乾坤：**右手側伸直，上半身配合手勢向右側微轉，球置於右上臂內側，以左手掌固定，並沿左手將球往前推移滾動，兩手同時往前擺正，呈兩手腕處夾球的動作；此時，改以右手掌運球，沿左手腕將球推移滾動至左上臂內側，身體跟著球微轉、左手臂側伸直。

到位後，再以反方向施作，反覆5圈，可提升上肢肌力、協調性及靈活度。（參考下列組圖）

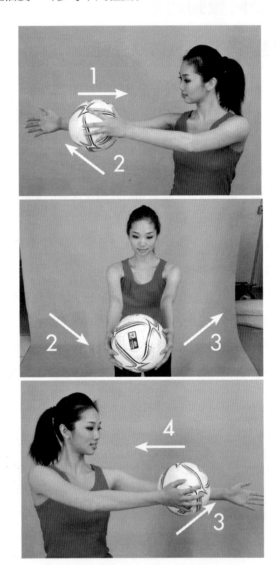

●**展翼搖擺：**身體挺身站立，雙手伸直背後持球，配合身體左右
旋轉擺動30次，以充分伸展上半身及胸廓。

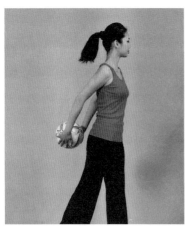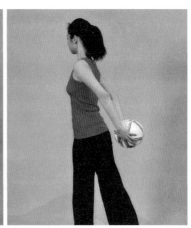

●**滾球彎身：**坐姿下，雙腿伸直與肩同寬，雙手將球沿著左腳下
肢滾動，身體配合緩慢前彎達到伸展效果，再將球滾回、恢復
坐姿，左右各反覆伸展5次。

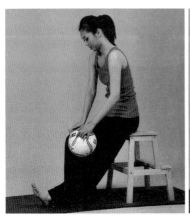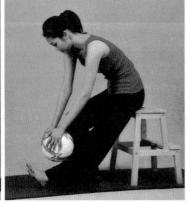

●**內收停舉：**坐在椅子上，雙腳膝蓋夾球伸直停舉5秒、反覆15次，增加大腿前側及內收肌力，可減緩膝關節退化的不適。

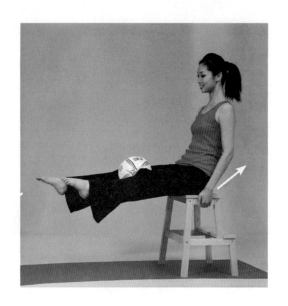

●**單腳停球：**將球擺在前方，右腳踩在球上，僅以左腳站立，停留2至5秒，回復站姿，再換左腳動作，反覆30至60次（右頁圖左）。依自身平衡能力及肌力，增減停留時間及反覆次數，初步練習可站在欄杆或扶手旁練習，增加安全性。

●**回力足球：**選擇在公園或球場水泥牆面，借由足球的回彈力，可左右腳反覆練習停球及短距離踢球。此練習著重於控制踢球力道及技巧，宜短距離操作，勿過度使力以免以免造成控球不易。如有行動不便者，可請家屬陪伴，坐椅子，對著牆角練習。（右頁圖右）

●**運球散步：**圓形的球在滾動時，有其方向不穩定性，所以運球

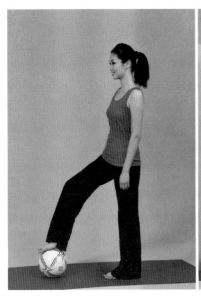 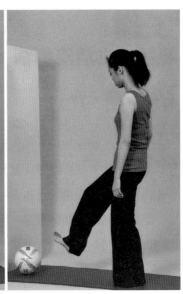

　時，可增加眼睛與雙腳的協調性及動態的平衡能力，更可三五好友練習短距離傳球，增加趣味性。

　　但需注意場地選擇，在水泥或硬質地面時，足球滾動快速、不易控制，易導致跌倒，有安全顧慮，建議選擇軟質場地來運動。運動時間以30分鐘為限，避免造成關節過度負荷。

物理治療師：游耀東

♡ 健康小叮嚀 ‧‧‧‧‧‧‧‧‧‧‧‧‧‧‧‧‧‧‧‧‧‧‧‧‧‧‧‧‧‧‧‧‧‧‧

　　足球運動花費不貴，也無年齡限制，僅需注意運動前的暖身，及運動後的緩和伸展，如有關節退化等問題，可在醫師及治療師建議下執行，或調整此運動。

寶「背」操
—腰背保護好，生活沒煩惱

有動有保「背」

大掃除、辦年貨、打牌久坐……，你累了嗎？

這些活動需維持肢體反覆動作的時間長，此時，支撐身體的脊椎即扮演關鍵角色，上述活動大部分壓力落在腰椎三、四、五節，活動前若疏於預防注意，活動後又未適度的運動保護，節與節之間的椎間盤極易導致變形，進而出現腰伸不直，以及背痛的症狀。

平時常做一些幫助椎間盤活動的運動，是相當不錯的方法。

◎保背運動操：

●俯臥挺身操：俯臥姿放鬆腰背部，藉由雙手臂伸直撐起上半身次；反覆數次，增加椎間盤活動，剛開始，一日50下，慢慢增加至一日100下。（持續數週，可幫助回復椎間盤活動度，疼痛感應該會得到紓緩。）

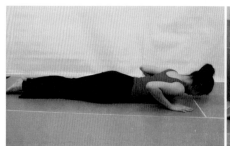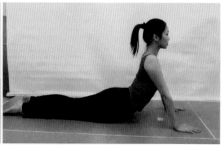

♡ **健康小叮嚀** ⋯⋯⋯⋯⋯⋯⋯⋯⋯⋯⋯⋯⋯⋯⋯⋯

　如有長期下背痛及椎間盤突出，請尋求復健科醫師診治，避免

　延誤就醫。

● **盤跪下背伸展操：** 雙膝交叉對側趴跪姿，雙手不動，身體向後

　伸展20秒，反覆3次；雙膝交換，再反覆3次，做兩回合，每

　日早、晚伸展。

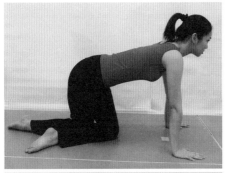

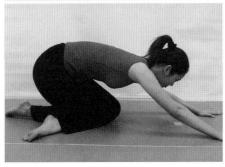

物理治療師：游耀東

♡ **健康小叮嚀** ⋯⋯⋯⋯⋯⋯⋯⋯⋯⋯⋯⋯⋯⋯⋯⋯

　注意如有髖關節退化、骨折等症狀，不適合此運動。

駕駛操
— 動一動，開車更安心

車內伸展操，輕鬆好上路

　　年節返鄉，對於深陷車陣的開車族來說，容易引起一連串的不適。在狹小的空間裡，長期維持固定姿勢，容易造成下背部與肩頸痠痛的情形，而膝蓋長時間彎曲，也會導致痠痛及下肢浮腫的現象，讓開車族苦不堪言。

◎**車內伸展操，讓你輕鬆上路似遊龍：**

●**行車正確坐姿：**簡單說，就是「四點支撐」的重要性，分別為頭部、腰部、臀部及腳底。頭部的支撐主要依靠後面的頭墊，背部平貼椅背，臀部緊靠座椅最深位置，以保持良好的穩定與支撐；停車的時間，可將腳底平放踏墊上，稍作活動伸展與支撐。

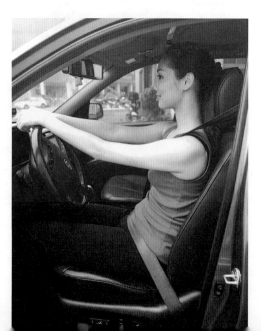

●**神龍擺尾：**身體坐正後，輕輕將右邊臀部抬起，運用腹側的力

　量，讓臀部肌肉放鬆；交換做左側動作時，亦同（圖上）。

●**回眸一笑：**身體坐正後，將頭輕輕轉向右後方，並將脊椎順勢

　延伸；交換做左側動作時，亦同（圖下）。

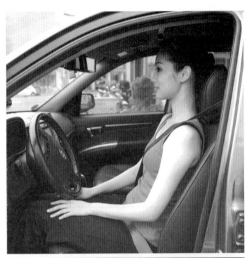

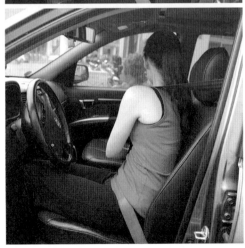

●龍飛鳳舞：中途停車休息時，可稍調整椅背後傾，坐姿向身體後躺，雙腳打直，以腳跟做支撐，雙手環抱頭墊，運用腹部的力量，將臀部抬起，讓全身呈一直線，並維持3至5秒再放下。

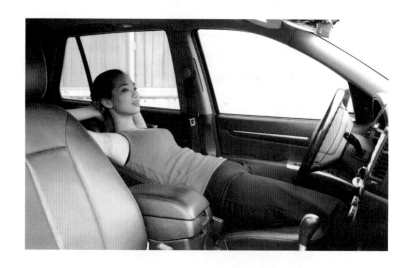

物理治療師：柯維哲

♡ 健康小叮嚀 ●

伸展操執行時，應循序漸進，緩慢伸展到感覺有點緊繃即可。若伸展方面有任何問題，可至醫院詢問專業醫師與物理治療師。

健腿操
── 舒展一下，坐再久也不怕

坐太久了嗎 ── 伸展一下，舒筋活血

　　春節長假中，許多人以打麻將消磨時光，或是看一整天的電視、影集，一坐數個小時、甚至幾天幾夜下來，常引起心血管、肌肉關節的問題，要保健康，除應適可而止，適時做做伸展運動亦是必要。

　　不論是打麻將或是看電視，長時間久坐的結果，容易造成頸椎不適、腰痠背痛；下肢麻木，嚴重者可能造成血栓；血壓升高，若是高血壓患者，則可能引起動脈硬化、腦溢血、中風、心律不整、心肌梗塞等更為嚴重的後果。

　　要減輕久坐的疲勞，須有一把好椅子再加上良好的坐姿。首先，頭部、頸部不要往前傾，椅子的高度要能讓膝蓋90度彎曲，雙腳著地，髖關節也是呈大約90至100度彎曲，椅子的靠背底部稍微前凸，用以支撐腰椎，若是不足加上靠墊給予腰椎足夠的支持，最好還有扶手讓雙手依靠休息。

◎簡易的坐姿伸展操是必須的，以下即是簡單易做又有效的伸展
　操：

●步驟1：雙掌合十，手肘伸直，高舉過頭，用力向上伸展，維
　　持10至15秒；再各向左右伸展維持10至15秒，每回做5至10
　　次。

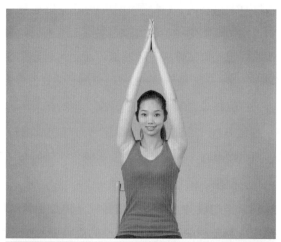

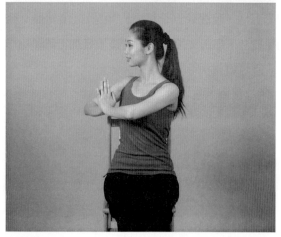

●**步驟2**：坐在一個有靠背的椅子上，右邊肩膀下沉，抓住椅
子，左手繞過頭摸到右耳，然後用力往左邊壓到感覺緊繃後，
維持10至15秒，反向也做一次，每回做5至10次（圖左）。

●**步驟3**：身體坐直，背緊靠椅背，左腳維持90度，先抬高右腿
並伸直膝蓋，將腳踝彎曲及下壓腳背，各維持10至15秒，再
換腳，每回做5到10次（圖右）。

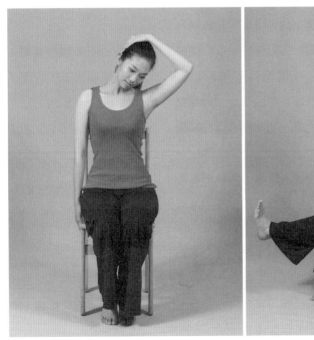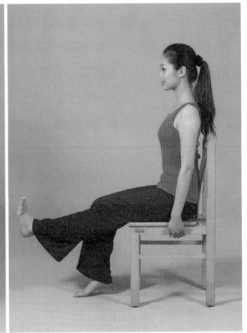

不過，最重要的是要適時站起來走走，活動活動筋骨，才能
確保健康安全。

物理治療師：黃巧雲

樂活操
― 年終掃除，痠痛大作戰

輕鬆動一動，掃除痠痛都帶走

　　每逢新春將近年終大掃除，總讓婆婆媽媽們全身痠痛大集合，造成年年揮之不去的惡夢。其實，只要一些簡單的治療運動，就能讓您趕走痠痛，輕鬆過好年。

　　常見的大掃除後症候群伴隨而來的問題，包括有腰痠背痛、肩頸痠痛、手臂大腿肌肉疼痛等，這是因為短期密集的清潔工作，容易造成肩部肌腱炎、網球肘、下背痛，與下肢肌肉的延遲性痠痛，所以，切勿漠視這些問題。

◎「掃除痠痛大作戰」的原則包括：

●年前大掃除應避免集中在二、三天內完成，宜延長整個大掃除的時間，以分散沉重的掃除工作；此外可安排全家分工合作，勿獨自完成所有工作。

●切勿從早忙到晚；做完一個段落的工作後，可做一些柔軟操緩和運動來舒解勞累。另外，若工作中感到肌肉不適與疼痛，應立即停下工作並休息。

●工作時，應在正確的姿勢下，勿彎腰駝背，久站時應輪流單腳站立；搬重物時需將物品靠近身體；清洗高處門窗時可墊高身體，避免手維持太久舉高的動作。

●倘若已發生大掃除後症候群，可使用局部熱敷、泡熱水澡及

適度的按摩來減緩痠痛；伸展運動可紓緩工作後緊縮痠痛的肌肉，並加速疲勞的代謝。

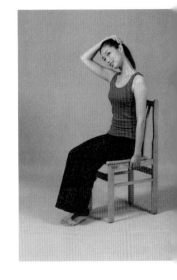

◎**針對常見部位的肌肉，適合的伸展運動如下：**

●**頸部**：將頭部側彎一側，再以同側手作牽拉（右圖）。

●**肩部**：一手由上方，另一手由下方，輪流雙手在背後共拉一條毛巾，做斜向上下拉扯的動作；也可將手肘彎曲，肩膀抬起平放，另一手置於肘後向對側壓。

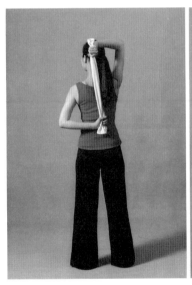 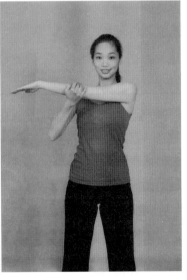

●**肘部**：肘部向前伸直，掌面朝內，另一手置於掌背，向掌面方向輕壓（下圖左）。

●**腕部**：手肘伸直，掌面向外，指尖朝下，並以另一手輕壓（下圖右）。

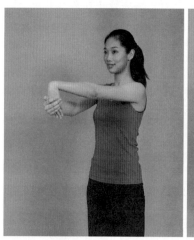 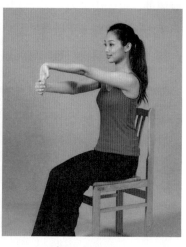

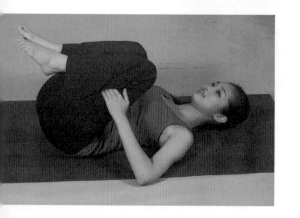

●**背部**：正躺姿勢下，膝蓋先彎曲後，雙手抱在大腿後側，向腹部儘量彎曲；也可以做身體側彎動作（左圖）。

●**大腿：**站立或趴著時，膝蓋儘量彎曲，手在腳踝處，使大腿向
　臀部靠近（圖左）；另外可在平躺時，將小腿靠在牆面上。

●**小腿：**正躺，膝蓋微彎，利用毛巾放在腳底，使腳踝向身體方
　向翹起；也可以以弓箭步牽拉小腿後肌，欲牽拉腳在後側（圖
　右）。以上的運動均需緩慢進行，每個動作重複5至10次，每
　個動作停頓約10秒，在每個工作段落完成後皆可執行。

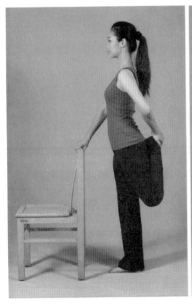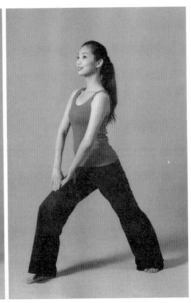

物理治療師：黃瓊慧

簡易毛巾操，釋放大掃除痠痛

長時間抬頭打掃天花板、油漆⋯⋯，小心頸部僵硬又痠痛，這是因為頸部伸直肌肉太過緊縮所造成。

造成頸部痠痛最主要的三種因素有：外傷、緊張及姿勢不良。長期的姿勢不良，或是重複性的動作，都容易引發頸部肌肉持續收縮而造成痠痛。適度做一些頸部放鬆運動，有助於紓緩頸部痠痛症狀。

簡易的毛巾操，運用毛巾產生一個反向的阻力，即可達到放鬆緊繃肌腱及肌肉群的目的。

◎**毛巾操：**

●**縮下巴毛巾運動：**坐姿，毛巾繞過頸部後方，頸部向後伸展，縮下巴，雙手拉毛巾產生往前的拉力，牽拉頸部伸直肌群。

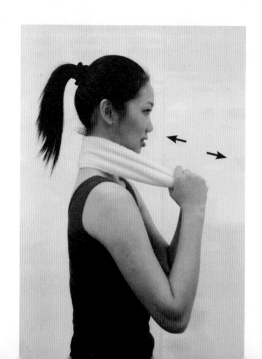

● **靜態的毛巾牽拉運動（圖左）**：坐姿，毛巾繞過頸部後方，頸部轉向右（左）側，雙手拉毛巾產生一個往左（右）的拉力，可紓緩右（左）側胸鎖乳突肌的緊繃。

● **頸部旋轉運動（圖右）**：坐姿，毛巾繞過頸部後方，頸部轉向右（左）側，雙手同時拉毛巾，產生往右（左）的助力，可增加頸部往右（左）　旋轉的角度。

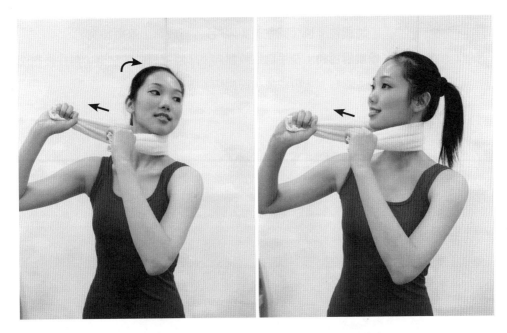

物理治療師：黃睦升、曾俊諺

♡ **健康小叮嚀** •

這些運動主要是讓緊繃的肌腱或肌肉群放鬆，不需過度用力或做太久，即可達到紓緩的效果。若仍然感到痠痛不舒服，則應尋求醫師的幫助，才不會讓情況更加惡化。

阿宅操
── 預防電腦症候群

手機、電腦族活力操，包你生龍活虎一整年

◎紓解肩頸痠痛不適，建議可做以下的活力操：

●縮下巴：雙眼直視前方（固定一點），將頭平行往後縮，有如將頭往上拉（圖左），停5秒，再放鬆，重複20次。

●繞肩運動：雙手自然放鬆向下，將雙肩由前往上，再往後劃圈（圖右），再由後往前操作，各重複30次。

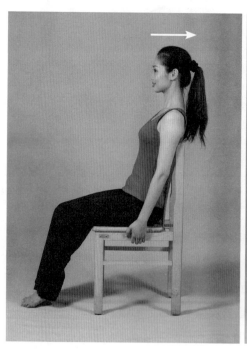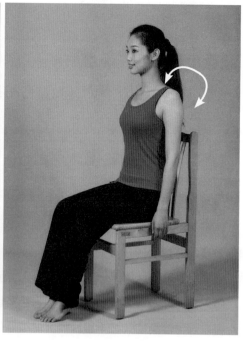

●**擴胸運動：**首先，雙手向前舉高至水平，兩手肘彎曲90度，掌心相對，將手臂水平往外張開，同時配合吸氣（下圖左），回復到起始動作，配合吐氣（下圖右），重複20次。

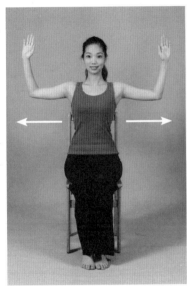 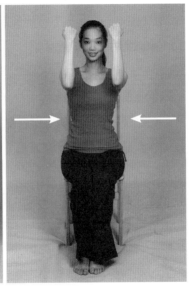

●**上背伸展：**上背部靠在椅背（可放毛巾，避免不舒服），雙手交叉放頭後，將身體後仰（右圖），停5秒，再回復坐姿，重複20次。

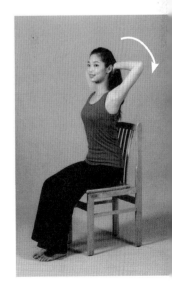

物理治療師：陳泓翔

♡ **健康小叮嚀** ∙∙

每個運動的過程，速度保持緩慢，不要用力過猛，以免造成傷害；嚴重不適時，要儘速就醫。

下肢痠麻 ── 簡單的牽拉運動，讓肌肉放鬆

　　長時間久坐辦公、讀書，甚或看電視、玩電腦、打麻將等，都很容易造成下肢痠麻，走路無力，這是因為久坐後，會造成腿部肌肉過緊，而引起下背症候群，可以藉由一些簡單的牽拉運動，來減輕久坐造成的不適。

◎**腿前側肌群牽拉運動：**

　　久坐後，大腿前側肌群容易過緊，針對這部位牽拉，可分為站姿、趴臥姿及強化放鬆運動（需輔具），都可以有效達到放鬆的效果。

● **站姿牽拉**：維持直立站姿，前方手扶牆壁，維持單腳站立穩定，將右腳向後彎曲，以右手抓住右腳掌，縮腹挺身（增加腰椎的穩定度），會感覺到大腿前側有緊繃感，維持15秒後放下，換對側腳以相同的方式牽拉，兩側各做2至3次，對於較緊的一側，牽拉時間可拉長。

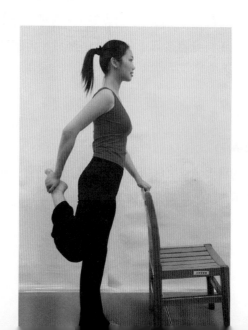

●**趴臥姿牽拉：**可以在床或瑜伽墊上執行，以趴臥
姿在肚臍的位置，放置一個枕頭（可以替代縮腹
的動作），接下來，以與站姿相同的牽拉方式，
兩側各做2至3次，對於較緊的一側，牽拉時間
可拉長（右圖）。

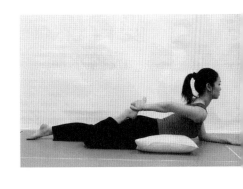

●**強化放鬆運動（需輔助器材）：**與前兩運動動作
技巧相同，但加上健身用的彈力帶；一端繞於腳
踝，一端手握住，下肢下壓彈力帶，做緩慢伸直的動作，反覆
30至40次，彈力帶除了可以牽拉前側肌群，更能藉由肌肉動
作中的自我收縮放鬆，達到更好的效果！

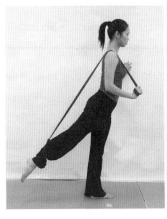
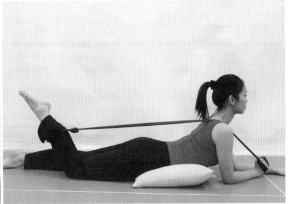

物理治療師：游耀東

♡ **健康小叮嚀** ·························

腿前側肌群牽拉運動，能紓緩久坐造成的下肢痠麻，但如有長
期下肢麻、痛或不良於行的症狀，應儘早尋求專業醫師或物理
治療師作詳細的評估及治療。

愛腎操
—改善水腫

　　腎病患者常抱怨身體出現水腫問題。水腫，常出現在承受體重或皮下組織鬆軟的位置，如腳部或眼皮等處，但嚴重時，全身都會出現水腫。

　　身體出現水腫時，千萬不要都不活動，正確的運動可以幫助消腫，因為肌肉收縮有促進循環代謝的效果。

◎以下的愛腎操，可幫助改善水腫：

●上肢操：手掌張開，手指併攏，高舉雙手呈L型，左手舉直，貼近耳側，掌心朝右，側邊平舉的右手，掌心朝上（圖左）；接著兩手手肘彎曲，手腕彎曲及握拳，左手置於腦後（圖右）；動作依序回復放鬆姿勢後，重複施做20下，再換邊操作。

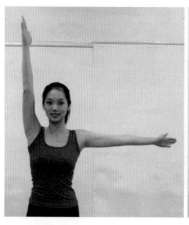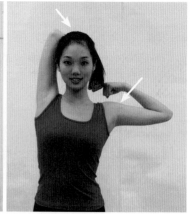

●**下肢操1.**：平躺，單邊大腿及膝蓋彎向身體（下圖左），接著
　膝蓋伸直，腳板蹺起（下圖右）；動作依序回復放鬆姿勢後，
　重複施做20下，再換邊操作。

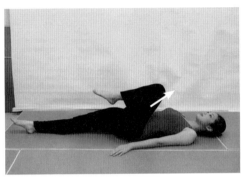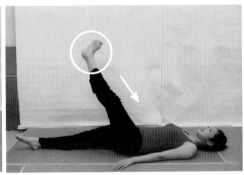

●**下肢操2.**：平躺，單邊膝蓋彎曲，大腿向外張開如圖，停留3
　至5秒再閉合回來，每回20下，再換邊操作。

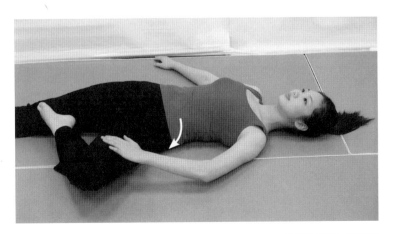

物理治療師：劉季花

國家圖書館出版品預行編目資料

做自己的家庭復健師／彰化基督教醫院鹿基分
院醫師群.--初版.--臺北市：書泉,2012.11
　　面：　公分
　　ISBN 978-986-121-786-4 (平裝)

1.復健護理

419.7　　　　　　　　　101016863

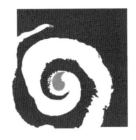

3Q24

《做自己的家庭復健師》

作　　者 — 彰化基督教醫院鹿基分院醫師群（448.3）
　　　　　　于振東、王川銘、王威智、王偉勛、王賢進
　　　　　　白信賢、邱南英、李靜芳、李謙益、杜思德
　　　　　　林全一、林宇倫、林翰宏、柯維哲、孫茂榮
　　　　　　徐瑛雅、高婕螢、許怡婷、陳育昌、陳泓翔
　　　　　　陳紋慧、曾俊諺、曾柏儒、游青諭、游耀東
　　　　　　黃乃炯、黃　中、黃巧雲、黃民典、黃伊琳
　　　　　　黃睦升、黃瓊慧、黃齡萱、楊照彬、廖學俊
　　　　　　趙涵芩、劉季花、劉凱茹、蔡嘉恩、賴文鈞
　　　　　　（依姓氏筆畫順序排列）
總 召 集 — 杜思德、宋明唐、楊明治
總 策 劃 — 王裕雄
總 校 劃 — 王裕雄
圖片攝影 — 游耀東、鹿基復健科團隊
動作示範 — 賴怡婷、鹿基復健科團隊
發 行 人 — 楊榮川
總 編 輯 — 王翠華
主　　編 — 王俐文
責任編輯 — 劉好殊、吳素慧
內頁設計 — 劉曜徵
出 版 者 — 書泉出版社
地　　址：106台北市大安區和平東路二段339號4樓
電　　話：(02)2705-5066　　傳　　真：(02)2706-6100
網　　址：http://www.wunan.com.tw
電子郵件：shuchuan@shuchuan.com.tw
劃撥帳號：01303853
戶　　名：書泉出版社
台中市駐區辦公室/台中市中區中山路6號
電　　話：(04)2223-0891　　傳　　真：(04)2223-3549
高雄市駐區辦公室/高雄市新興區中山一路290號
電　　話：(07)2358-702　　傳　　真：(07)2350-236
總 經 銷 — 朝日文化事業有限公司
電　　話：(02)2249-7714
傳　　真：(02)2249-8715
地　　址：新北市中和區僑安街15巷1號7樓
法律顧問　元貞聯合法律事務所　張澤平律師
出版日期　2012年11月初版一刷
定　　價　新臺幣250元